女性健康自检呵护指南

オトナ女子は見逃さない！
不調を知らせるカラダサイン図鑑

[日] 工藤孝文
[日] 工藤亚希 著
李卉 译

天津出版传媒集团
天津科学技术出版社

著作权合同登记号：图字02-2024-045号

图书在版编目（CIP）数据

女性健康自检呵护指南 / (日) 工藤孝文, (日) 工藤亚希著；李卉译. -- 天津：天津科学技术出版社, 2024.5

ISBN 978-7-5742-1919-9

Ⅰ. ①女… Ⅱ. ①工… ②工… ③李… Ⅲ. ①女性－保健－指南 Ⅳ. ①R173-62

中国国家版本馆CIP数据核字(2024)第064932号

女性健康自检呵护指南
NÜXING JIANKANG ZIJIAN HEHU ZHINAN
责任编辑：孟祥刚
责任印制：兰　毅
出　　版：天津出版传媒集团 / 天津科学技术出版社
地　　址：天津市西康路35号
邮　　编：300051
电　　话：(022) 23332490
网　　址：www.tjkjcbs.com.cn
发　　行：新华书店经销
印　　刷：三河市兴达印务有限公司

开本 880x1230　1/32　印张 6.75　字数 155 000
2024年5月第1版第1次印刷
定价：48.00元

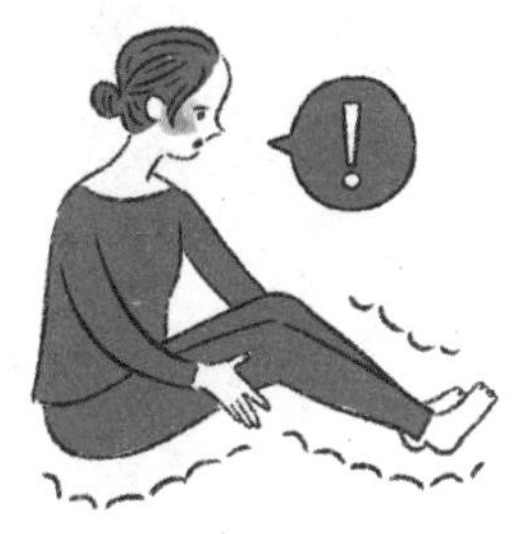

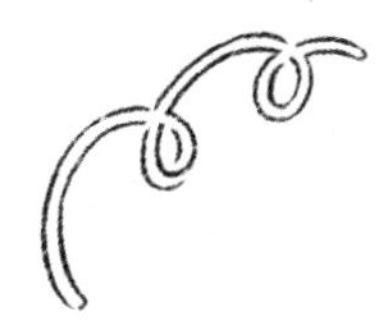

前　言

每天忙于工作、家务、育儿的各位女性朋友们，您是否也在不知在不觉间积累了许多疲劳与压力，为自己的身体带来了意想不到的负担呢?

如果每天关注自己的身体状况，留心身体发出的信号，或许就能发觉一些以前没注意到的症状，例如长期感到疲惫、情绪不稳定、便秘、畏寒、浮肿、烦躁、心悸、气短、头痛、皮肤粗糙等。这些也许都不算疾病，在每个人身上都可能出现。

在我的诊所接待的患者中，有很多人因为平常很忙，对这些身体上的小毛病都视而不见，哪怕这些小毛病经久不愈发展成慢性症状仍然不放在心上。但是，如果一直放任不管，小毛病也可能会酿成大病，所以决不能掉以轻心。

身体出现的症状是为了提示异常而发出的警报。不要忽视这些警报，只有认真应对它们，才能预防疾病，真正获得身体和精神的双重健康。

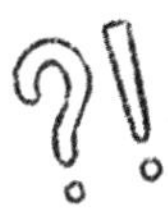

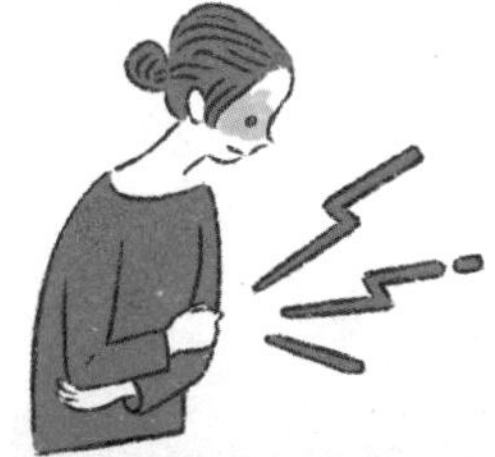

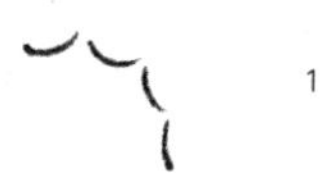

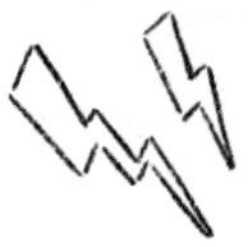

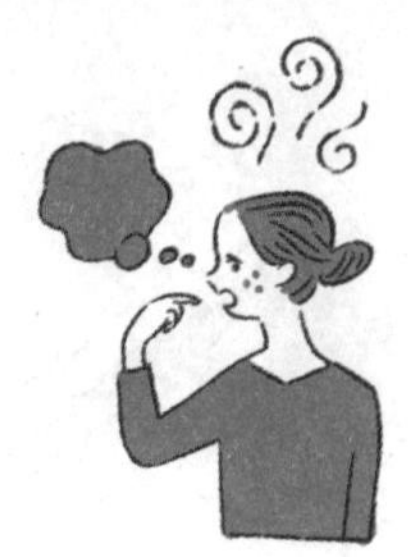

本书按身体的各部位，如手、腿等，分别介绍了女性身体可能出现的各种问题，从轻症到重症，尽量详尽地做出说明，包括导致症状的可能原因、症状可能相关的疾病，以及自我保健的要点等。

书中所列举的身体警报信号所预示的疾病仅为提示存在哪几种疾病的可能性情况，缺乏专业的背景知识是很难判断出某个身体症状到底意味着什么疾病的，所以大家出现身体不适后最好还是去咨询专业的医生。

另外，如果改变生活习惯或进行自我护理后您的症状仍不见好转，令您感到不舒服甚至影响了您的日常生活，请一定不要自行忍耐，而要及时找医生咨询，否则小病也可能最终发展成大病。

希望本书能够帮助大家更好地应对身体报送的各种信号，获得身体和精神上的双重健康。

工藤孝文

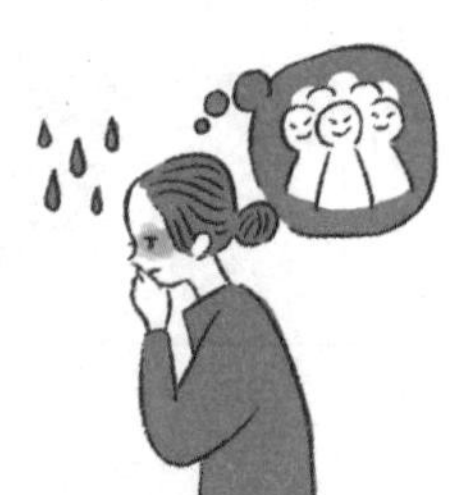

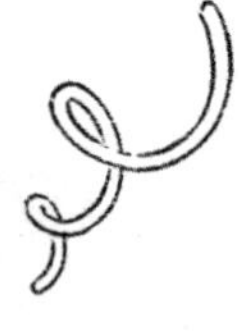

目录

第1章　头部

第2章　面部

皮肤///

眼///

耳 / / /

鼻 / / /

口、喉 / / /

第3章 上半身

颈部 / / /

躯体（胸部、内脏）/ / /

手、手臂、肩 / / /

第4章 下半身

第5章 心

本书的阅读方法

本书专为每日繁忙的您量身打造，将您平时忽视的，或发现了却不放在心上的身体信号，按头部、面部、上半身、下半身、心脏等部位分别加以介绍，方便您按需阅读。为了保持身体健康，做好健康管理十分重要，但疾病是不可能完全避免的，希望本书能够成为您倾听宝贵身体信号的契机。

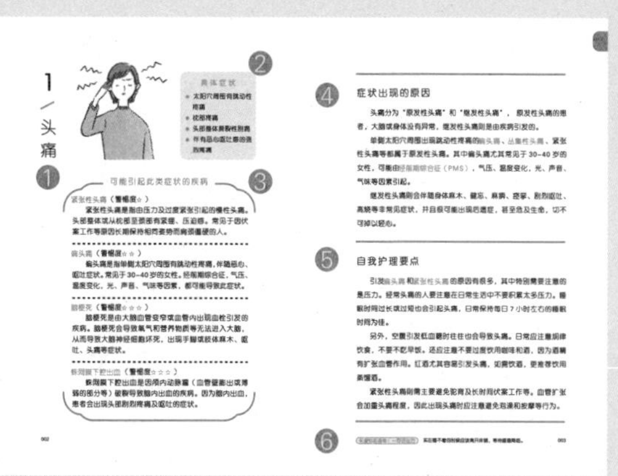

1 / 头痛

具体症状

- 太阳穴周围有跳动性疼痛
- 枕部疼痛
- 头部整体撕裂性剧痛
- 伴有恶心呕吐感的强烈疼痛

可能引起此类症状的疾病

紧张性头痛（警惕度☆）

紧张性头痛是指由压力及过度紧张引起的慢性头痛。头部整体或从枕部至颈部有紧缩、压迫感。常见于因伏案工作等原因长期保持相同姿势而肩颈僵硬的人。

偏头痛（警惕度☆☆）

偏头痛是指单侧太阳穴周围有跳动性疼痛，伴随恶心、呕吐症状。常见于30~40岁的女性。经前期综合征、气压、温度变化、光、声音、气味等因素，都可能导致此症状。

脑梗死（警惕度☆☆☆）

脑梗死是由大脑血管变窄或血管内出现血栓引发的疾病。脑梗死会导致氧气和营养物质等无法进入大脑，从而导致大脑神经细胞坏死，出现手脚或肢体麻木、呕吐、头痛等症状。

蛛网膜下腔出血（警惕度☆☆☆）

蛛网膜下腔出血是因颅内动脉瘤（血管壁膨出或薄弱的部分等）破裂导致脑内出血的疾病。因为脑内出血，患者会出现头部剧烈疼痛及呕吐的症状。

002

症状出现的原因

头痛分为“原发性头痛”和“继发性头痛”，原发性头痛的患者，大脑或身体没有异常，继发性头痛则是由疾病引发的。

单侧太阳穴周围出现跳动性疼痛的偏头痛、丛集性头痛、紧张性头痛等都属于原发性头痛。其中偏头痛尤其常见于30~40岁的女性，可能由经前期综合征（PMS）、气压、温度变化、光、声音、气味等因素引起。

继发性头痛则会伴随身体麻木、健忘、麻痹、痉挛、剧烈呕吐、高烧等非常见症状，并且很可能出现后遗症，甚至危及生命，切不可掉以轻心。

自我护理要点

引发偏头痛和紧张性头痛的原因有很多，其中特别需要注意的是压力。经常头痛的人要注意在日常生活中不要积累太多压力。睡眠时间过长或过短也会引起头痛，日常保持每日7小时左右的睡眠时间为佳。

另外，空腹引发低血糖时往往也会导致头痛。日常应注意规律饮食，不要不吃早饭。还应注意不要过度饮用咖啡和酒，因为酒精有扩张血管作用。红酒尤其容易引发头痛，如需饮酒，更推荐饮用蒸馏酒。

紧张性头痛则需主要避免驼背及长时间伏案工作等。血管扩张会加重头痛程度，因此出现头痛时应注意避免泡澡和按摩等行为。

003

❶ 身体信号

将常见症状按身体部位分门别类进行介绍，可根据您的需求寻找相应章节。

❷ 具体症状

为方便与自身的症状相对照，对常见症状进行了进一步详细的说明。

❸ 可能引起此类症状的疾病

介绍可能引起该症状的主要疾病。警惕度大致分为☆（轻微）/☆☆（中等）/☆☆☆（严重）三个等级。不过这并不意味您的症状一定就是由该疾病导致的，也不意味着症状发展下去一定会导致该疾病。最后的疾病索引仅供参考。

❹ 症状出现的原因

具体说明该症状的同时，对可能导致该症状的外因和生活习惯等进行说明。此外，也会列举除③中提到的疾病以外的，可能会导致该症状的疾病。

❺ 自我护理要点

介绍消除或减轻该症状的要点，或改变生活习惯的要点。如果症状难以改善，或让您觉得难以忍受，建议尽快就医。

❻ 一句话处方 关爱你的身体！

介绍一些日常生活中有益健康、有美容作用的小知识。您如果看到有适合自己的可以积极尝试。

本书中的内容并非绝对的正确答案，只是对导致您症状的一些“可能”进行介绍，希望能多少消除一些您的不安。

第 1 章

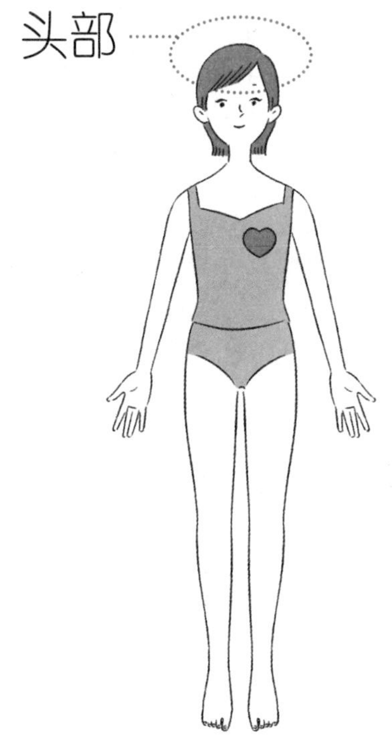

头部问题可以大致分为脑部问题、头皮问题、毛发问题三类，
往往会伴随疼痛或肉眼可见的影响。
许多为生活奔波劳碌的女性都会有这类烦恼。
头部问题有许多容易察觉的症状，
千万不要置之不理，积极应对非常重要。

1／头痛

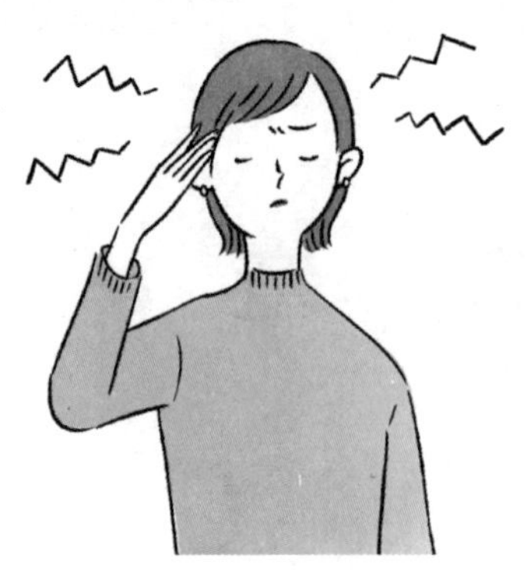

具体症状

- 太阳穴周围有跳动性疼痛
- 枕部疼痛
- 头部整体撕裂性剧痛
- 伴有恶心呕吐感的强烈疼痛

可能引起此类症状的疾病

紧张性头痛（警惕度☆）

紧张性头痛是指由压力及过度紧张引起的慢性头痛。头部整体或从枕部至颈部有紧绷、压迫感。常见于因伏案工作等原因长期保持相同姿势而肩颈僵硬的人。

偏头痛（警惕度☆☆）

偏头痛是指单侧太阳穴周围有跳动性疼痛，伴随恶心、呕吐症状。常见于30~40岁的女性。经前期综合征，气压、温度变化，光、声音、气味等因素，都可能导致此症状。

脑梗死（警惕度☆☆☆）

脑梗死是由大脑血管变窄或血管内出现血栓引发的疾病。脑梗死会导致氧气和营养物质等无法进入大脑，从而导致大脑神经细胞坏死，出现手脚或肢体麻木、呕吐、头痛等症状。

蛛网膜下腔出血（警惕度☆☆☆）

蛛网膜下腔出血是因颅内动脉瘤（血管壁膨出或薄弱的部分等）破裂导致脑内出血的疾病。因为脑内出血，患者会出现头部剧烈疼痛及呕吐的症状。

症状出现的原因

头痛分为“原发性头痛”和“继发性头痛”，原发性头痛的患者，大脑或身体没有异常，继发性头痛则是由疾病引发的。

单侧太阳穴周围出现跳动性疼痛的偏头痛、丛集性头痛、紧张性头痛等都属于原发性头痛。其中偏头痛常见于 30~40 岁的女性，可能由经前期综合征（PMS），气压、温度变化，光、声音、气味等因素引起。

继发性头痛则会伴随身体麻木、健忘、麻痹、痉挛、剧烈呕吐、高烧等非常见症状，并且很可能出现后遗症，甚至危及生命，切不可掉以轻心。

自我护理要点

引发偏头痛和紧张性头痛的原因有很多，其中特别需要注意的是压力。经常头痛的人要注意在日常生活中不要积累太多压力。睡眠时间过长或过短也会引起头痛，日常保持每日 7 小时左右的睡眠时间为佳。

另外，因为空腹引发低血糖症状时往往也会导致头痛。日常应注意规律饮食，不要不吃早饭。还应注意不要过度饮用咖啡和酒，因为酒精有扩张血管作用。红酒容易引发头痛，如需饮酒，更推荐饮用蒸馏酒。

紧张性头痛则需主要避免驼背及长时间伏案工作等。血管扩张会加重头痛程度，因此出现头痛时应注意避免泡澡和按摩等行为。

2 / 头晕

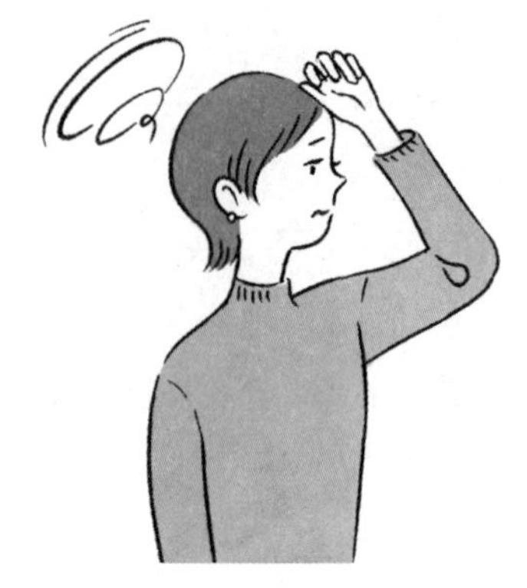

具体症状

- 目眩
- 站不稳
- 猛地站起时眼前发黑
- 感觉周围物体都在动

可能引起此类症状的疾病

良性阵发性位置性眩晕（警惕度☆）

由位于内耳的耳石脱落进入三个半规管引发的疾病。患者体感出现偏差，出现旋转性头晕症状。常见于因伏案工作头部长时间保持不动的人。

梅尼埃病（警惕度☆☆）

因耳部的淋巴液增多引发内耳膜迷路积水的疾病。常伴随旋转性头晕、耳鸣、耳闷、耳背、恶心呕吐等症状，且会反复发作。

暴聋（警惕度☆☆☆）

内耳因某种原因出现问题，导致突发耳聋。常有耳鸣、头晕、耳朵有堵塞感等症状，且可能只在单耳出现。

椎基底动脉供血不足（警惕度☆☆☆）

连接大脑的重要血管之一的椎基底动脉供血暂时性减少，导致脑供血不足的疾病。常见的症状有头晕、麻痹、失神等。

症状出现的原因

头晕可以分为旋转性眩晕（感觉自身或四周在旋转）、浮动性眩晕（感觉身体飘浮），以及失神性眩晕（站起时感到眼前一黑）。

头晕主要由耳部、大脑疾病及其他原因引起。可引起头晕的耳部疾病有良性阵发性位置性眩晕、梅尼埃病、暴聋等。

可引起头晕的脑部疾病有椎基底动脉供血不足、脑干梗塞、小脑出血等，尤其是旋转性头晕和浮动性眩晕常因脑部疾病引起。

其他原因还可考虑直立性低血压、心脏疾病（如心律不齐等），以及反射性晕厥、贫血、心因性头晕等。如果头晕症状已经对您的生活造成影响或频繁发生，请务必就医咨询。

自我护理要点

与头晕有关的三个半规管很容易受到压力、疲劳、睡眠不足的影响而出现过度反应，从而引发头晕症状。伴有眩晕症状的梅尼埃病也常因身心疲惫、睡眠不足引起，所以请务必注意减轻身心疲劳。

日常生活中应注意减轻压力，规律生活，营养均衡，适度运动、拉伸，保证充足的睡眠。

头晕往往会反复发作，暂时治好后也很可能复发。如果您对此比较在意，就不要过度忍耐，尽早就医。如果头晕时还伴有手脚麻痹等症状，很可能是脑部出现严重问题，请务必迅速就医咨询。

一句话处方 关爱你的身体！ 感到疲惫的时候更应该进行适量运动。

3／脱发

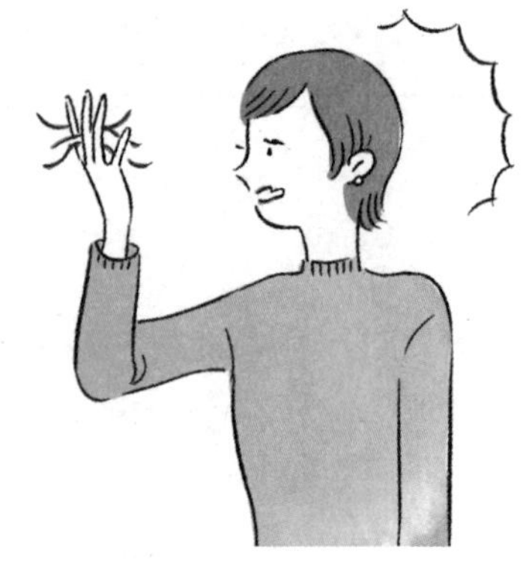

具体症状

- 整体脱发、发量变少
- 局部脱发

可能引起此类症状的疾病

女性雄激素源性脱发（FAGA）（警惕度☆☆）

雌激素、雄激素分泌量变化引起的脱发。常见的症状有整体发量变少、头顶脱发、头发变细等。

弥漫性脱发（警惕度☆☆）

大范围整体性脱发。常发生于女性身上。尤其是头顶部位的头发看起来会更稀疏。

斑秃（警惕度☆）

头皮受到压力等身心负担的负面影响，出现圆形脱发的症状。也可能由怀孕或产后激素水平变化引起。

产后脱发（警惕度☆）

生产前后由于雌激素变化而出现的暂时性脱发。常见的症状有掉发增多、头发变细等。通常会逐渐恢复正常。

症状出现的原因

脱发分为两种情况，一种是因毛发生长周期导致的正常脱落，还有一种是因营养不足和头皮供血不足导致的毛发在完全长成前就脱落。

后者主要由头皮炎症、压力、过度节食、睡眠不足等生活习惯不规律，以及皮脂分泌过剩、紫外线导致的头皮受损、代谢不良、自主神经功能失调等原因引起。

此外，染发、漂发、烫发等过程中的化学刺激以及吹头发、梳头发等过程中的外部刺激也可能导致脱发增多。

夏季紫外线更强，汗液与皮脂等堆积在毛囊中导致细菌增多，也容易诱发脱发。苦夏导致的营养摄入不足或是过量食用冰凉食物也容易导致头发变得脆弱，引发脱发和断发。

自我护理要点

如果您觉得自己的脱发变得严重，请先审视一下自己的生活习惯。日常生活中应避免压力过大，注意均衡营养，保证睡眠，规律生活，维持自主神经平衡。

头皮毛孔堵塞也容易导致毛发营养不良，最好养成洗发时轻轻按摩头皮的习惯。皮脂分泌过多，头发容易贴在头皮上的人更应注意做好头皮清洁，还要注意不要摄入过多脂肪。代谢不良也会成为脱发的原因，应养成运动的习惯。

正常人每天自然脱落的头发应该在 50~70 根，秋季可能达到每天 200~300 根。如果您在洗发或日常生活中感到脱发变多，就代表您的头皮出现了问题，应当及时去皮肤科就医。

4 / 白发

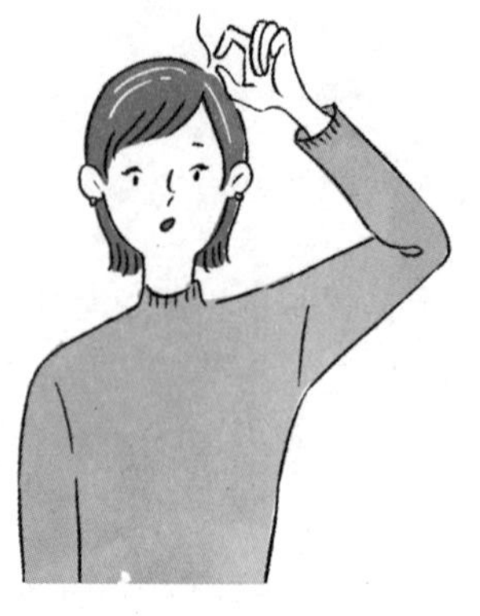

具体症状

- 头发整体变白
- 头发局部变白
- 白发忽然增多

可能引起此类症状的疾病

甲状腺功能减退症（警惕度☆☆）

因促进身体新陈代谢的甲状腺激素分泌量减少导致的疾病。常有体温低、乏力、疲惫、嗜睡、浮肿、白发增多、脱发等症状。

白癜风（警惕度☆）

头发的黑色主要来源于酪氨酸和黑色素细胞，当源头发生异常时，色素就会难以定着在皮肤和毛发中。除遗传原因外，还可能因化妆品成分引发。

生长激素分泌不足（警惕度☆☆）

生长激素分泌减少，常出现骨骼、肌肉衰弱，体脂增加，持久力、注意力、精力降低，抑郁，体毛减少等症状。

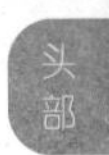

症状出现的原因

头发内部存在的黑色素细胞是头发呈现黑色的原因。酪氨酸有促进黑色素细胞活性的功效，但会受到年龄的影响，35 岁之后黑色素细胞减少也会导致白发增多。

另外，压力过大、激素分泌紊乱、睡眠不足、吸烟、紫外线伤害、贫血等原因也可能导致白发增多。

人体内缺少酪氨酸及必需氨基酸苯基丙氨酸、叶酸、维生素 B_{12}、铜，以及摄入牙齿美白剂等产品中含有的过氧化氢，也可能会导致白发增多。

遗传因素也会对白发有很大影响，其影响程度因人而异。

自我护理要点

补充黑发必需的黑色素。就寝前 2 小时吃一些富含酪氨酸的芝士、豆腐，配合叶酸一同摄入效果更好。多摄入富含维生素 B_{12} 和锌的蛤蜊、牡蛎、芝麻、青鱼也很有效。

此外，压力会引发激素分泌紊乱、交感神经活跃，导致头皮营养不足，也是产生白发的原因，应当予以注意。睡眠不足会导致头皮供血不足，也不可取。日常生活中应注意减轻压力，晚上不要熬夜，在 22 点至 2 点间确保已进入睡眠，此时生长激素分泌最为旺盛。还应养成按摩头皮的习惯，以促进头皮血液循环。

常年都要做好紫外线防护。长时间外出时应戴上帽子或撑防晒伞遮阳。

5 / 头皮瘙痒、头皮炎症

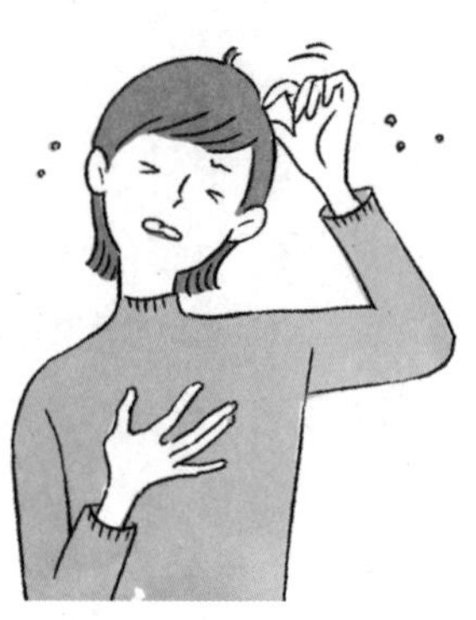

具体症状

- 头皮发臭
- 头皮干燥发痒
- 头皮油
- 头皮屑

可能引起此类症状的疾病

脂溢性皮炎（警惕度☆☆）

皮脂分泌过剩，令头皮定植菌糠秕马拉色菌异常繁殖引起的皮炎。常见的症状有头皮湿疹、头皮痒、头皮屑较油、头皮发红等。

接触性皮炎（警惕度☆）

皮肤因接触某些物质受到刺激引发的皮炎。常见的症状有发痒、起疹、发红、肿、皮肤发热等。接触性皮炎有过敏性皮炎、刺激性皮炎、光敏性皮炎等。

头皮白癣（警惕度☆☆）

头皮感染了霉菌引起的皮炎。常见的症状有椭圆形脱发、鳞状头皮屑等。是一种较为少见的疾病。

寻常型银屑病（警惕度☆）

由于免疫功能低下或遗传性因素等引起皮肤新陈代谢过剩的疾病。常见的症状有皮肤变厚、上层角质鳞状脱落等。

症状出现的原因

在头皮出现的问题中，最让人烦恼的问题大概就是头皮痒了。

如果头皮护理没做好，或是皮脂分泌过剩，头皮和人体的定植菌糠秕马拉色菌过度繁殖，皮肤就会排出大量的脂肪酸，扰乱新陈代谢，从而引发头皮瘙痒、头皮出油、头皮干燥等各种症状。

此外，睡眠不足、过度疲劳等不规律的生活习惯，以及摄入过多脂肪的饮食习惯，紫外线伤害，压力，使用不适合自身肤质的洗发水、护发素等，都可能导致头皮问题。

自我护理要点

出现头皮痒、头皮出油、头皮发臭等问题时，大家往往会增加洗发次数、选择清洁力强的洗发水等。但是这样做可能会打乱皮脂与定植菌的平衡，使得头皮情况进一步恶化。

正确的洗发方法是在洗发前先梳一遍头，去掉一些灰尘和脏污，再用 38℃左右的温水先将头发冲洗 1 分钟左右。然后使用弱酸性的洗发水，轻柔地按摩头皮，进行洗发。洗发水和护发素残留在头皮上会导致头皮发炎，所以一定要冲洗干净。洗发的频率最好是每天晚上一次。

头发潮湿更有利于糠秕马拉色菌繁殖，所以洗发后一定要马上吹干。如果觉得头皮太干，可以在洗发后涂抹一些头皮专用的美容液进行保湿。

一句话处方 关爱你的身体！ 洗完头后一定要马上吹干。湿发会导致杂菌繁殖。

6 / 头皮变色

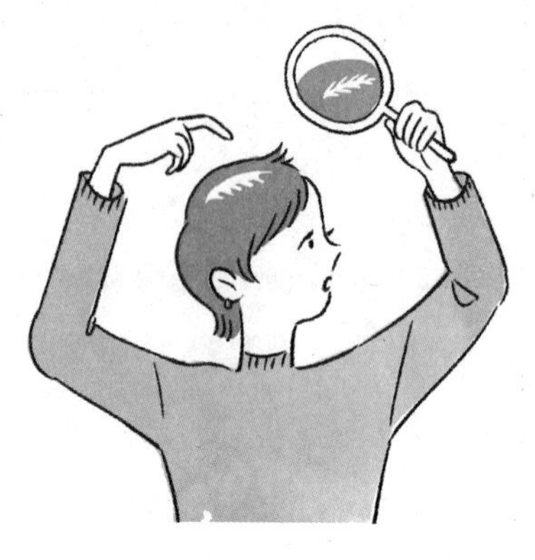

具体症状

- 头皮变成黄色
- 头皮变成茶色
- 头皮变成红色

可能引起此类症状的疾病

脂溢性皮炎（警惕度☆☆）

皮脂分泌过剩，令头皮定植菌糠秕马拉色菌异常繁殖引起的皮炎。常见的症状有头皮湿疹、头皮痒、头皮屑较油、头皮发红等。

接触性皮炎（警惕度☆）

皮肤因接触某些物质受到刺激引发的皮炎。常见的症状有发痒、起疹、发红、肿、皮肤发热等。接触性皮炎有过敏性皮炎、刺激性皮炎、光敏性皮炎等。

症状出现的原因

健康的头皮应该呈现有透明感的青色。头皮变成黄色、茶色、红色则代表头皮出现了问题。

压力过大、生活及饮食习惯不良导致皮脂分泌过剩，头皮酸化加重就会变成黄色。

如果放任不管，头皮就会出现炎症，血液循环恶化，进而有可能变红。头皮的炎症可能是由洗发水、护发素残留，过度清洁，紫外线伤害等引起的。吹风机的热风刺激、染发剂内含有的表面活性剂等造成的化学刺激、过敏反应等也可能导致头皮变红。

长期血液循环不良、强烈的紫外线导致头皮灼伤，则有可能使得头皮变成茶色。

自我护理要点

头皮变黄一般是皮脂分泌过多导致的。要注意避免头皮干燥，保持头皮清洁，保持良好的生活习惯。要避免摄入过多脂肪，多摄取维生素、矿物质。使用可以给头皮提供营养的保湿美容液也比较有效。

头皮发红是头皮有炎症的表现。要避免压力过大、睡眠不足、不规律的生活以及紫外线伤害，缓解头皮炎症。推荐使用刺激性较小的氨基酸系洗发水或含有可抑制炎症的天然成分的洗发水。

如果对头皮变色放任不管，可能会引发脱发和白发，所以要及时找皮肤科医生咨询。改善生活习惯也是很重要的一点。

一句话处方 关爱你的身体！ 甜酒可以调理肠内环境，还具有美容的效果。

7 / 头皮疼痛

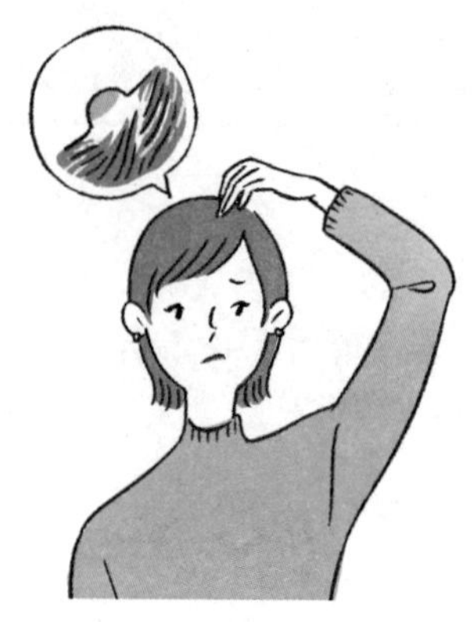

具体症状

- 按压肿起的地方会感到疼痛
- 又痛又痒
- 头皮跳痛

可能引起此类症状的疾病

毛囊炎（警惕度☆）

毛囊里聚集了皮脂和污垢，导致毛囊被细菌感染而引发炎症的疾病。毛囊被脓液堵塞变成小疙瘩。常见的症状有头皮疼痛、发热、发红等。

接触性皮炎（警惕度☆）

皮肤因接触某些物质受到刺激引发的皮炎。常见的症状有发痒、起疹、发红、肿、皮肤发热等。接触性皮炎有过敏性皮炎、刺激性皮炎、光敏性皮炎等。

头皮神经痛（警惕度☆）

枕部的神经或眶上神经因肩膀僵硬、动脉硬化等受到刺激，导致头皮跳痛，是一种神经痛。

带状疱疹（警惕度☆☆）

当人体免疫力低下时，潜伏在体内的水痘－带状疱疹病毒引起炎症的疾病。患者的身体、面部会起水疱状的湿疹，皮肤刺痛且伴有强烈痒感。

症状出现的原因

各种原因导致的头皮皮脂分泌过剩，引发毛囊炎、脂溢性皮炎等问题，都可能会引起头皮疼痛。

皮脂分泌过剩的原因可能有压力过大、睡眠不足、生活不规律、紫外线伤害、头皮清洁不到位、过度洗发导致头皮干燥、摄入过多脂肪等。

会对头皮造成负担的洗发剂、护发素、整发剂等也可能引发头皮炎症，导致头皮疼痛。

而头皮神经痛则主要由长时间伏案工作、运动不足、肩膀僵硬、动脉硬化等因素引起。

自我护理要点

皮脂分泌过剩时，请注意避免压力过大、睡眠不足、生活不规律、紫外线伤害、过度洗发、摄入过多脂肪等。洗发最好一天一次。

请选用适合自身肤质且令头皮负担小的洗发水和护发素。如果痛感强烈或伴有湿疹、糜烂等症状，请立刻前往皮肤科就诊。

如果怀疑是头皮神经痛，请先找医生商量。日常要适量运动、缓解肩膀僵硬等。

【专 栏】

找回活力重获健康！温馨建议 ❶

护发同时别忘按摩头皮

促进血液循环，放松精神

您知道吗？头皮血液循环不畅与身心亚健康以及面部衰老有很强的关联。头皮下方有枕额肌，通过自主神经进行控制。当交感神经（令身体活跃起来的自主神经之一）受到疲劳、压力影响变得活跃时，头皮的肌肉就会紧张僵硬，阻碍血液循环和淋巴循环，压迫神经，从而引发各种亚健康问题。

头皮肌肉会在不知不觉间变得僵硬，所以对头皮进行按摩，仔细地松解疏通非常重要。洗发时可以用手进行按摩，促进头皮血液循环，调节自主神经，激发下丘脑活性，使身心回归到放松状态。

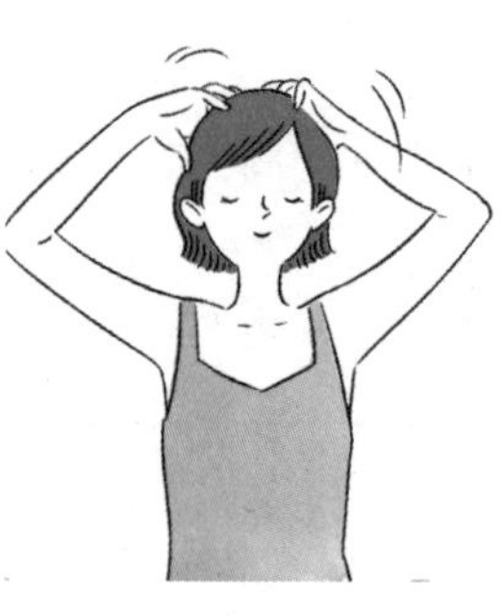

此外，头部水疗（SPA）和头部瑜伽也能够缓解头皮紧张、调节自主神经，具有很好的放松效果。

如果对头皮紧张放任不管，头发难以得到充分的营养，容易引发脱发、头发变细、白发等问题。并且和头皮连在一起的面部皮肤也会因血液循环不良导致皮肤松弛、长皱纹、老化等问题。

养成护理头皮的习惯，就能收获美丽和健康。

第2章

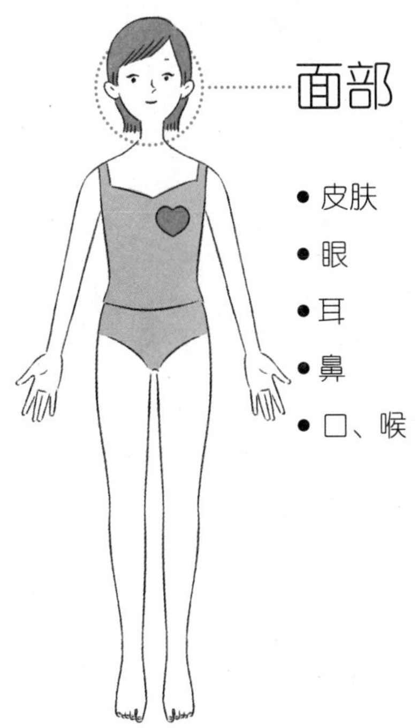

不可避免，皮肤上出现的信号会很显眼。

面部异常多会影响感官，

所以一定要尽早发现问题，尽早进行护理。

面部状态好也会使得心情更加积极、明朗。

1 / 皮肤干燥

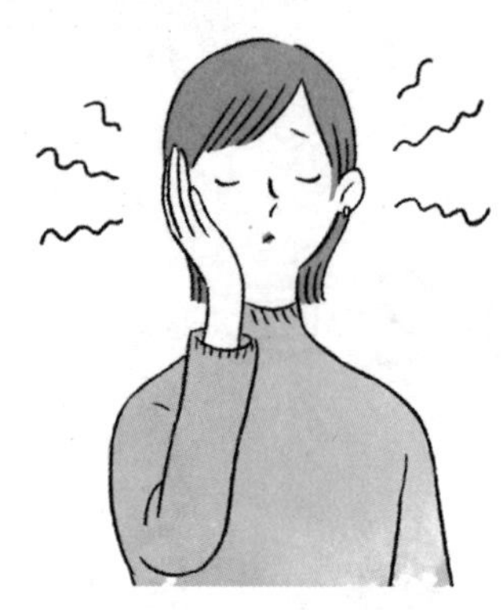

具体症状

- 粗糙
- 起皮
- 紧绷
- 发痒

可能引起此类症状的疾病

干燥性皮炎（警惕度☆）

极度干燥导致守护肌肤的屏障丧失功能引发的皮炎。干燥情况进一步恶化则有可能引起强烈的痒、发红、水肿等症状。

特应性皮炎（警惕度☆☆）

肌肤屏障功能减弱后，受到某种过敏原（食物、螨虫、灰尘、霉菌、花粉、动物毛发、角质等）刺激引发的炎症。常见的症状有干燥、湿疹、发痒等。

甲状腺功能亢进症（警惕度☆☆）

自身免疫功能受损导致促进身体代谢的甲状腺激素过度分泌引发的疾病。常见的症状有血压上升、心跳加快、心律不齐、心悸、大量出汗、脸色变红、月经不调、皮肤干燥、睡眠障碍等。

干燥综合征（警惕度☆☆）

一种自身免疫性疾病，导致无法分泌足够的泪液、唾液的疾病。常见症状有皮肤干燥、眼干燥、口干燥，还可能全身出现炎症。

症状出现的原因

皮肤内存在将细胞之间空隙填满的神经酰胺（细胞间脂质），在角质表面覆有皮脂膜，起到防止皮肤水分蒸发、阻挡异物入侵的屏障功能。当这种屏障功能下降后，皮肤就会难以保持水分，从而变得干燥。

屏障功能减弱的原因一般有年龄增长、皮肤新陈代谢紊乱、紫外线伤害、护肤给皮肤造成负担、日常生活中完全不流汗、皮脂减少等。其中皮肤新陈代谢紊乱常常是因不规律的生活习惯和不健康的饮食习惯引起的。皮脂分泌较少的脸廓、手肘、膝盖、小腿、足底等部位较容易干燥。

另外，有些人的皮肤干燥是由皮炎或甲状腺激素分泌异常引起的。

自我护理要点

日常生活中应注意做好保湿工作，保持室内湿度，做好防晒。

应积极摄取具有美容效果的营养素（蛋白质、必需脂肪酸、锌、维生素 B 族、胶原蛋白等）。

另外，如果皮肤的新陈代谢紊乱，老旧角质层一直残留，就会导致细胞间脂质等保湿成分难以分泌，从而引发皮肤干燥。

要调整好皮肤的新陈代谢，应注意减轻压力，保证充足和高质量的睡眠，养成健康规律的饮食习惯。

偏食和过度节食也会引起皮肤干燥，请多加注意。

一句话处方 关爱你的身体！ 洗澡的时间最好安排在就寝前 1~2 小时。深层体温下降后可以更快入眠。

2 / 皮肤粗糙

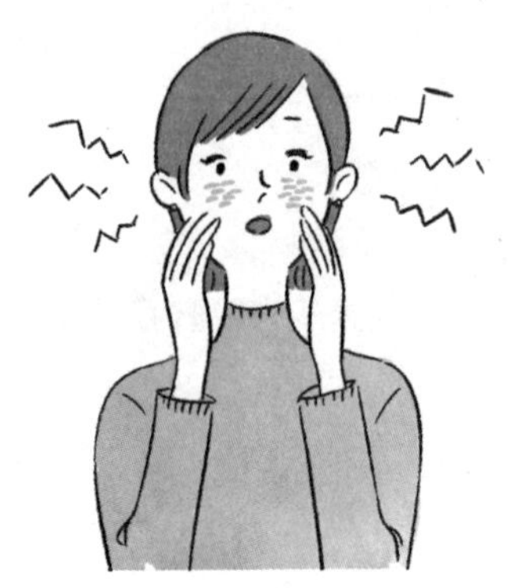

具体症状

- 发痒
- 起湿疹
- 红肿
- 粗糙

可能引起此类症状的疾病

荨麻疹（警惕度☆）

受到室内灰尘、花粉、食物等过敏原刺激引发的皮炎。常见的症状有红色或粉色肿胀、发痒等。疲劳和压力一般会使病情进一步恶化。

干燥性皮炎（警惕度☆）

极度干燥导致守护肌肤的屏障丧失功能引起的皮炎。干燥情况进一步恶化则有可能引起强烈的痒、发红、水肿等症状。

特应性皮炎（警惕度☆☆）

肌肤屏障功能减弱后，受到某种过敏原（食物、螨虫、灰尘、霉菌、花粉、动物毛发、角质等）刺激引发的炎症。常见的症状有干燥、湿疹、发痒等。

症状出现的原因

皮肤的新陈代谢紊乱导致肌肤屏障（起到防止皮肤水分蒸发、阻挡异物入侵功能的皮脂膜）受损后，又受到病毒、细菌、紫外线、干燥等因素的刺激，皮肤就会变得粗糙。

拥有干燥肌和敏感肌的人，肌肤屏障尤其容易受损，导致皮肤粗糙。

刺激性强的化妆品、错误的护肤方式、特应性皮炎等过敏反应、螨虫等虫类引起的皮炎、经期前的激素平衡紊乱、压力和疲劳引起的荨麻疹等也会导致皮肤粗糙。

自我护理要点

要防止皮肤粗糙，首先要调整好皮肤的新陈代谢情况。请尽量避免睡眠不足、吸烟、疲劳、过度饮酒、运动不足、过度节食、体寒、便秘、饮食不规律等不好的生活习惯。

此外，还应充分摄取皮肤所需的营养素。例如可以帮助人体均衡摄取 B 族维生素的复合维生素及具有美肤功效的辅助营养产品效果就不错。增加肠道内的有益菌，调整肠道环境、改善便秘，也非常重要。

日常生活中应做好保湿工作，避免因过度洁面以致皮肤干燥。每日要做好卸妆，避免长粉刺。凡接触皮肤的东西都要做好清洁，调整好皮肤环境。

一句话处方 关爱你的身体！ 食用富含酪氨酸的芝士可以预防白发。

3／湿疹、炎症

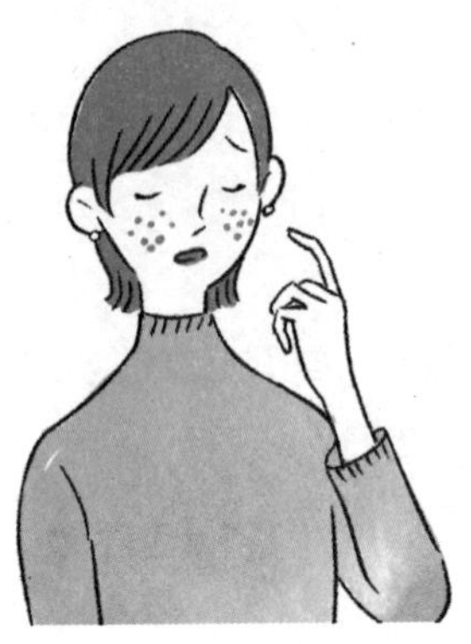

具体症状

- 起红包
- 糜烂
- 发红发痒

可能引起此类症状的疾病

接触性皮炎（警惕度☆）

皮肤因接触某些物质受到刺激引发的皮炎。常见的症状有发痒、起疹子、发红、肿、皮肤发热等。接触性皮炎有过敏性皮炎、刺激性皮炎、光敏性皮炎等。

脂溢性皮炎（警惕度☆）

皮脂分泌过剩导致头皮定植菌糠秕马拉色菌异常繁殖的皮炎。常见的症状有头皮起湿疹、头皮瘙痒、头皮屑较油、头皮发红等。

特应性皮炎（警惕度☆☆）

肌肤屏障功能减弱后，受到某种过敏原（食物、螨虫、灰尘、霉菌、花粉、动物毛发、角质等）刺激引发的炎症。常见的症状有干燥、起湿疹、发痒等。

症状出现的原因

湿疹是皮肤因某种原因出现皮炎的状态，有身体内部问题引起的，也有外部刺激引起的。

身体内部问题引起的湿疹，原因多为皮肤干燥、皮脂分泌异常（脂溢性皮炎）、激素分泌失调等。

外部刺激引起的湿疹被称为斑疹（接触性皮炎），虫叮、化学成分刺激、紫外线伤害、皮肤干燥等物理刺激、过敏物质都可能引起湿疹。

自我护理要点

拥有干燥肌和敏感肌的人比较容易起斑疹，所以应尽量做好保湿工作，提高皮肤屏障的保护能力。

如果因为外部刺激起了斑疹，请在就医问诊的基础上做好应对措施。

如做好应对措施后湿疹和斑疹仍不见好转，可以考虑是皮脂分泌异常导致的脂溢性皮炎或皮脂缺乏性湿疹，应及时做好治疗。

此外，如果是过敏物质导致的，则有可能引发过敏性休克（有生命危险的过敏反应），请务必就医问诊。

一句话处方 关爱你的身体！ 吃饭过快会导致肥胖。
吃饭时要仔细咀嚼，用餐时间应保证在 15 分钟以上。

4 / 面疱

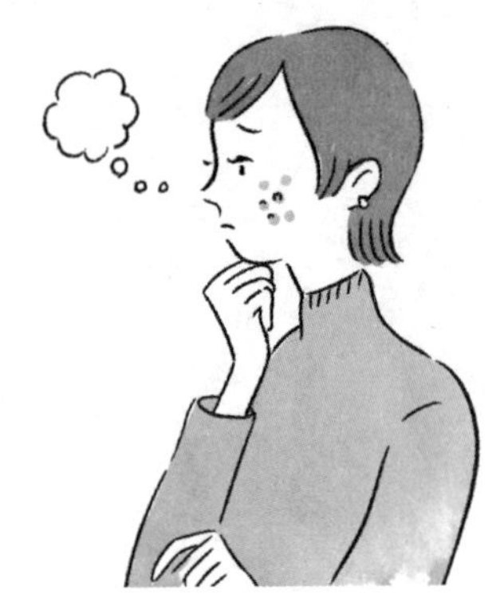

具体症状

- 长红痘痘
- 长带白头的痘痘

可能引起此类症状的疾病

寻常性痤疮（警惕度☆）

毛孔发生炎症，导致长出红色痘痘或脓疱的皮肤炎。皮脂分泌过多时，面部、背部、胸部等部位往往也会长。皮脂堵塞可能导致痘痘看起来发白。

盘状红斑狼疮（警惕度☆☆）

人体受到紫外线、寒冷等因素刺激导致免疫异常，从而引发皮炎出疹等症状，病因尚不明确。常见的症状有面部、头部、手足等部位出疹，胸痛、呼吸困难、唇色变蓝等。

症状出现的原因

年轻时长痤疮大多是因为分泌过剩的皮脂堵塞毛孔，导致痤疮菌繁殖，从而引发炎症。

成年后长痤疮则可能是因为压力过大、生活不规律、皮肤干燥、雌性激素分泌减少等导致皮脂分泌增多，堵塞毛孔，引发炎症和痤疮。

此外，皮肤新陈代谢紊乱导致肌肤屏障功能下降也是成年人长痤疮的原因之一。

另外，用黏有杂菌的手接触脸也可能导致皮肤粗糙。

自我护理要点

皮肤干燥会导致皮脂分泌增多，从而堵塞毛孔，所以一定要做好保湿工作。过度洁面也会导致皮肤干燥，请注意避免。

头发脏，整发剂、洗发水、护发素等残留在头皮上，会导致痤疮菌繁殖，所以一定要保持好皮肤清洁。寝具、毛巾等接触皮肤的日用品也要保持清洁。

激素平衡紊乱也是原因之一，所以生活中应避免压力过大，改掉可能导致自主神经紊乱的不良习惯。饮食上应控糖、控脂，多吃对肠内环境好的食物，保持良好的运动习惯。

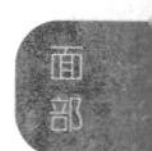

5／痣、雀斑、色斑

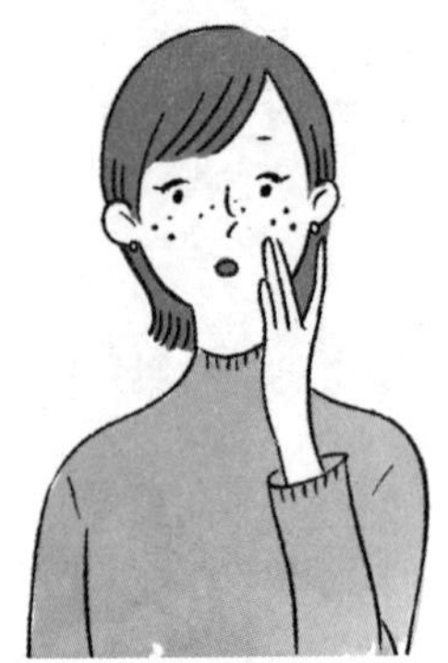

具体症状

- 长黑色或褐色的痣
- 颜色斑驳的痣逐渐变大
- 长浅褐色的斑点

可能引起此类症状的疾病

皮肤癌（恶性黑色素瘤）（警惕度☆☆☆）

皮肤受到紫外线刺激等，黑色素细胞恶化引发的癌症。一般长在皮肤上，但有时也可能长在指甲、黏膜、眼球上。黑色素瘤看起来很像痣，但深浅不均匀，且会逐渐变大。

黄褐斑（警惕度☆）

雌性激素紊乱导致眼周、太阳穴、脸颊等周围长出的淡褐色或褐色的色素沉着。常见于 30~40 岁的女性。

症状出现的原因

色斑、雀斑是制造黑色素的黑色素细胞受到刺激引发的色素沉着。痣则是黑色素细胞增殖后形成的一种良性肿瘤。雀斑为遗传导致，痣和色斑则可能因为后天不规律的生活习惯、不健康的饮食、睡眠不足、压力等因素导致。

此外，能够侵入皮肤深处真皮层的紫外线不仅会导致色斑、雀斑、痣，还会破坏皮肤的胶原蛋白细胞，导致皱纹、松弛等皮肤老化问题。

紫外线甚至还会破坏基因和细胞。紫外线的刺激一般都能被修复，但如果基因被频繁破坏，黑色素细胞则可能会恶化，导致皮肤癌。

自我护理要点

要预防长色斑和痣，必须做好防晒。外出时应涂好防晒霜，使用遮阳伞、帽子等进行防护，外出时尽量避免日光强烈的时间段。阴天和待在室内时同样需要做好防晒工作。

痣分为良性和恶性，恶性的痣可能发展为皮肤癌。初期阶段二者很难分辨，但恶性的痣会逐渐变大或颜色变得深浅不一。皮肤癌即使到了晚期也可能不痛不痒，所以很可能在不知不觉间发展至晚期。

当您发现自己的痣变得颜色不一或逐渐变大时，请务必尽快就医。

6 / 疣

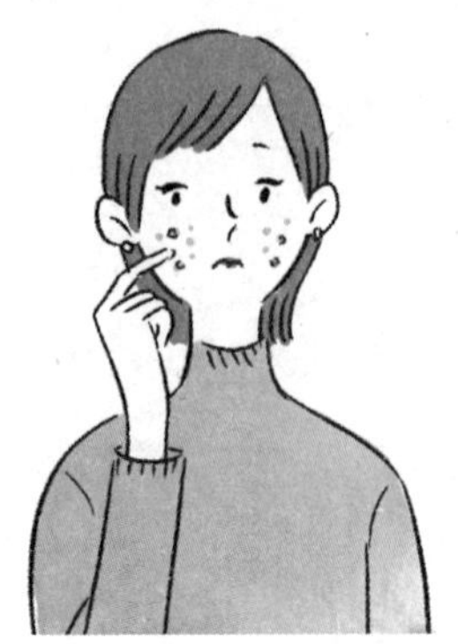

具体症状

- 皮肤表面有半球状凸起
- 皮肤表面有类似水疱的柔软凸起
- 凸起逐渐变大

可能引起此类症状的疾病

寻常疣（警惕度☆）

手、手指、足底等部位的小伤口感染病毒后长出的普通疣。有的在按压时会感到疼痛。大多数情况下，疣的中央可看到出血点。

脂溢性角化病（老年疣）（警惕度☆）

皮肤老化、紫外线伤害等导致的良性表皮增生性肿瘤。常见于经常受到日光照射的面部、颈部、腕部、头皮等处。会随着年龄的增长而增多。

传染性软疣（警惕度☆）

由传染性软疣病毒感染导致的皮肤传染性疾病。丘疹呈半球状，中央凹陷。好发于儿童。传染性很强，常在泳池或公共浴池里感染，也可自体传播感染。

症状出现的原因

皮肤上出现的大多数疣都是寻常疣。人体免疫力低下时，病毒会趁机从小伤口进入引发感染。

老年疣主要因为衰老和紫外线导致皮肤老化引起的。一般在 30 岁之后开始出现，常见于经常受到日光照射的面部、颈部、腕部、头皮等处。

传染性软疣常发于儿童，也是通过病毒感染，传染力很强。泳池或公共浴池等地容易被感染。

自我护理要点

预防寻常疣，应注意对皮肤粗糙干燥处以及由剃须刀导致的肉眼看不到的细小伤口处做好处理，可以涂一些乳液进行滋润。

另外，受伤后要对伤口做好消毒和保护，以防病毒入侵。

日常应保持规律生活，提高免疫力也能预防疾病。

预防老年疣则需要做好防晒。请善用帽子、遮阳伞、防晒霜等。

传染性软疣如果放任不管会逐渐变大或者增多，请及时就医治疗。

一句话处方 关爱你的身体！ 皮肤粗糙应补充蛋白质。多吃肉类、蛋类、乳制品、大豆制品。

7 / 眼睛充血

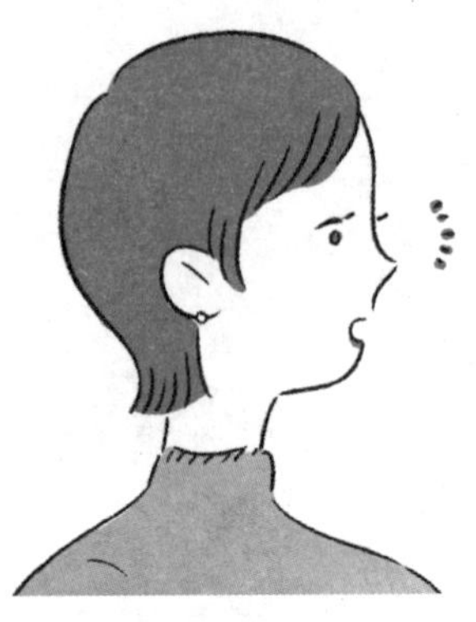

具体症状

- 眼白的毛细血管很明显
- 眼白变红

可能引起此类症状的疾病

感染性结膜炎（警惕度☆☆）

位于眼球与眼睑内侧之间的结膜感染了病毒或细菌出现炎症导致的疾病。常见的症状有眼球充血、眼睛分泌物增多、流泪、眼睛不舒服、发热等。病毒性结膜炎的传染性很强。

过敏性结膜炎（警惕度☆）

花粉等过敏物质附着到眼球上，使位于眼球与眼睑内侧之间的结膜出现炎症的疾病。常见的症状有眼睑肿、痒，结膜充血，眼睛有异物感等。

翼状胬肉（警惕度☆☆）

局部球结膜的细胞组织异常繁殖，累及结膜的疾病。常见的症状有眼睛充血、眼干、眼睛疲劳等。

症状出现的原因

眼睛充血是眼白处的毛细血管扩张引起的。通常由眼睛疲劳或干眼症引起。压力过大、精神紧张等因素导致交感神经活跃，或是年龄增长导致泪液分泌变少等因素，也会引起眼睛充血。隐形眼镜引起的干燥及伤口、感染、紫外线刺激等因素也会导致眼睛充血。

此外，花粉等过敏物质导致的过敏性结膜炎、病毒及细菌等引起的感染性结膜炎、外部刺激引起的结膜炎导致的眼睛充血也十分常见。

在眼睑内侧画眼妆可能会使保持眼睛湿润的睑板腺堵塞，从而导致眼睛干燥、眼睛充血。

自我护理要点

防止眼睛充血需要避免眼睛疲劳。看手机和电脑时应保持一定距离，并定期休息放松眼睛。按摩或热敷都能缓解眼睛疲劳。

有干眼症或习惯佩戴隐形眼镜的人应注意使用眼药水和加湿器来防止眼睛干燥。

另外，集中精力时很容易长时间不眨眼，应有意识地定期眨眼。保持充足的睡眠也很重要。睡眠不足会导致泪液分泌减少，导致眼睛干燥。

如果除充血外还伴有眼睛痒、眼睑肿等症状，应怀疑是结膜炎。情况严重时可能会损伤视力，请一定要就医咨询。

一句话处方 关爱你的身体！ 抖腿可以促进腿部和全身的血液循环。

8 / 眼睛痒

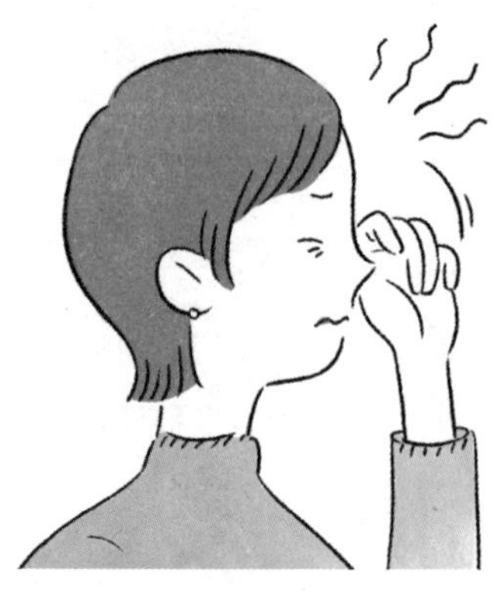

具体症状

- 眼睑或眼球痒
- 伴随眼睑肿

可能引起此类症状的疾病

花粉症（警惕度☆）

杉树、桧树等植物的花粉刺激鼻腔或眼睛黏膜引发炎症的过敏症状。常见的症状有花粉季节鼻塞流涕，眼睛痒痛、流泪、结膜充血等。

过敏性结膜炎（警惕度☆）

花粉等过敏物质附着到眼球上，使位于眼球与眼睑内侧之间的结膜出现炎症的疾病。常见的症状有眼睑肿、痒，结膜充血，眼睛有异物感等。

感染性结膜炎（警惕度☆☆）

位于眼球与眼睑内侧之间的结膜感染了病毒或细菌出现炎症导致的疾病。常见的症状有眼球充血、眼睛分泌物增多、流泪、眼睛不舒服、发热等。病毒性结膜炎的传染性很强。

巨乳头性结膜炎（警惕度☆）

佩戴不干净的隐形眼镜导致眼球出现炎症的疾病。眼睑内侧可见白色凸起。常见的症状有眼睛痒、充血、分泌物增多、流泪等。

症状出现的原因

眼睛痒通常是泪液分泌量减少导致的干眼症、佩戴隐形眼镜导致眼睛受到感染等因素引起的。

长时间看电脑和手机引起眼睛疲劳、吹空调也可能导致干眼症。

结膜炎是引起眼睛痒的代表性疾病。没有保持好眼睛或隐形眼镜卫生就有可能使眼睛感染病毒或细菌，从而患上结膜炎。花粉、室内灰尘、动物毛发、不干净的隐形眼镜等物质的刺激也可能引发结膜炎。

自我护理要点

有意识地增加眨眼频率、使用眼药水保持眼睛湿润、使用加湿器、避免让眼睛长时间疲劳，都可以防止干眼症。

此外，保持眼睛和隐形眼镜卫生也能够防止眼睛痒和结膜炎。

眼睛痒时千万不要用手去揉，否则可能会使眼睛受伤或感染。

如果除眼睛痒外，还伴有结膜充血、眼睑肿等症状，可以怀疑患上了结膜炎。结膜炎严重时可能会影响视力，请务必就医咨询。

9 / 眼睛痛

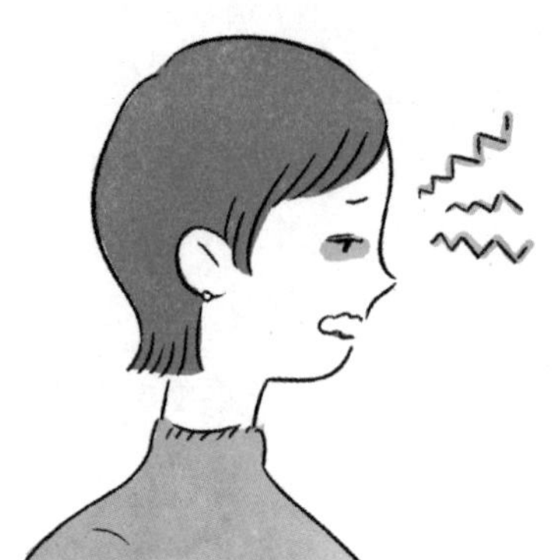

具体症状

- 有异物滚动感
- 抽搐性疼痛
- 刺痛
- 长时间钝痛

可能引起此类症状的疾病

浅层点状角膜炎（警惕度☆☆）

角膜表面有点状损害的疾病。干眼症、佩戴隐形眼镜、特应性结膜炎等都可能导致该病。大多数情况下无特别症状，但损害较大时会有异物感和疼痛感。

角膜浸润、角膜溃疡（警惕度☆☆）

角膜受伤发生炎症引起的疾病。常见的症状有眼睛充血、疼痛、有异物感等。损害较深时则会发生角膜溃疡。即使治愈也可能留有视力受损和角膜白浊等后遗症。

青光眼（警惕度☆☆）

急性青光眼可能引起眼压急速上升，损伤视神经。常出现视野变小、视力减退、眼睛疼痛、头痛、恶心等症状，若置之不理可能会导致失明。

症状出现的原因

日常生活中，粉尘等异物侵入、紫外线及蓝光等光刺激、隐形眼镜的错误使用、过度使用手机和电脑等导致的眼睛疲劳等因素，都有可能导致眼睛发生一时性的疼痛。

患有花粉症的人也有可能因过敏反应而感到眼睛痒、充血及疼痛。

此外，角膜受伤、感染性炎症、睑腺炎、青光眼等也可能引起眼睛疼痛。

自我护理要点

揉眼睛、长时间佩戴隐形眼镜都可能会伤害眼睛，从而导致疼痛或感染等问题。平常应注意保持眼部卫生，不要揉眼睛。

画眼妆常常会导致疼痛等眼部问题，应注意化妆时避开黏膜部位并做好卸妆清洁，以及不要长时间带妆，等等。

适度休息眼睛、按摩、热敷、使用防蓝光眼镜等可以缓解眼睛疲劳。可以使用专业的防紫外线眼镜或隐形眼镜、墨镜等防止紫外线对眼睛的伤害。

结膜炎和浅层点状角膜炎等疾病放任不管可能会损伤视功能，请务必就医咨询。

一句话处方 关爱你的身体！ 过多食用水果会导致体寒引起免疫力下降、肥胖等，因此不可过量食用。

10 / 视力减退

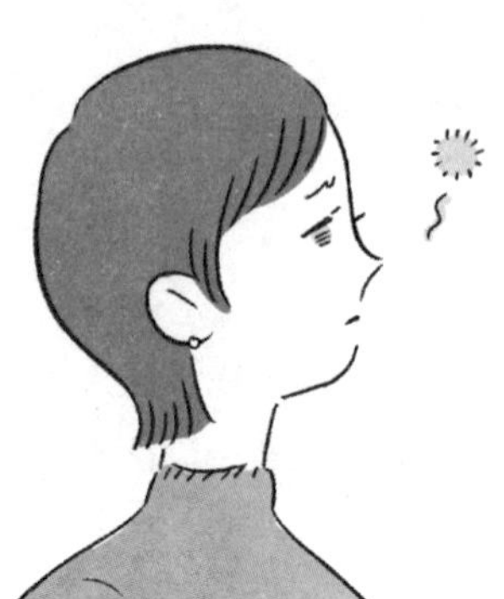

具体症状

- 看不清东西
- 无法聚焦
- 视物模糊
- 看东西仿佛隔了层纱

可能引起此类症状的疾病

白内障（警惕度☆☆）

晶状体的蛋白质随着年龄增长而变性，视野呈白色、黄色、茶色等，模糊不清，并伴有视物模糊、视力衰减、畏光等症状。

青光眼（警惕度☆☆）

急性青光眼可能引起眼压急速上升，损伤视神经。常出现视野变小、视力减退、眼睛疼痛、头痛、恶心等症状，若置之不理可能会导致失明。

糖尿病（警惕度☆☆）

以长期高血糖为主要表现的一种代谢性疾病。血糖值上升使得眼球内血管堵塞，从而引起视网膜氧气及营养物质供给不足，导致视力减退等症状。

症状出现的原因

视力减退的主要原因是眼睛疲劳。长时间盯着电脑、手机，或是眼睛距离屏幕的距离太近，都会给眼睛造成很大的负担，积聚眼睛疲劳。

长时间的伏案工作、驼背导致肩颈肌肉僵硬，也会引发视力减退、耳鸣、偏头痛等问题。

此外，泪液分泌不足导致的干眼症、角膜受伤或干燥、老花眼加重导致眼睛难以聚焦等原因也会引起视力减退。

白内障、青光眼、糖尿病等疾病也会引发视力减退。

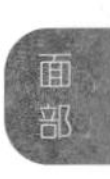

自我护理要点

注意休息、按摩眼睛，不要让眼睛长时间处于疲劳状态，就可以预防视力减退。

肩颈肌肉僵硬也会引起视力减退，应注意保持良好的体态和运动习惯。

此外，佩戴隐形眼镜等引起的干眼症也会引发视力减退，使用眼药水等保持眼睛湿润也能预防视力减退。

干燥导致的角膜受损、晶状体浑浊导致的白内障、眼压上升导致的青光眼、糖尿病等问题也会引发视力减退。如果症状严重或长期持续，请及时就医咨询。

11 / 流泪

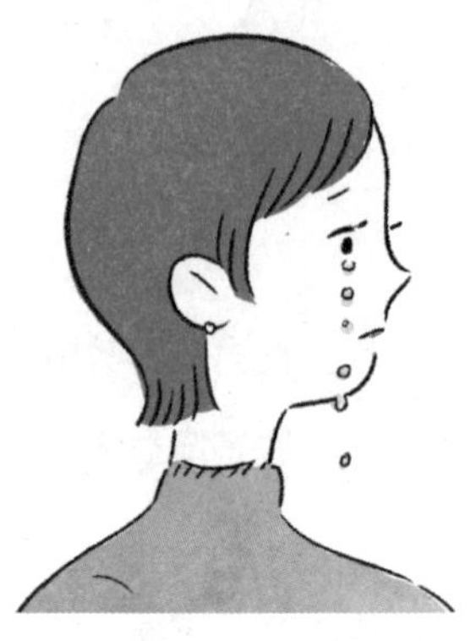

具体症状

- 流泪时有刺痛感
- 感情起伏强烈时流泪

可能引起此类症状的疾病

角膜感染（警惕度☆☆）

眼睛感染了细菌、霉菌等出现炎症引发的疾病。常见的症状有疼痛、充血等。严重时可能会导致失明。

感染性结膜炎（警惕度☆☆）

位于眼球与眼睑内侧之间的结膜感染了病毒或细菌出现炎症导致的疾病。常见的症状有眼球充血、眼睛分泌物增多、流泪、眼睛不舒服、发热等。病毒性结膜炎的传染性很强。

倒睫（眼睑内翻、睫毛内翻、睫毛乱生）（警惕度☆）

部分睫毛向内生长伤害眼球的疾病。大多是先天性的，但也有部分人是成年后才出现此问题。常见的症状有眼睛有异物感、眼睛分泌物增多、结膜充血、流泪等。

症状出现的原因

泪液可以起到滋润眼球、防止眼球干燥，清除异物、细菌、病毒等的保护作用。如果眨眼的频率太低，导致泪液减少，就会令眼睛干燥，从而容易引发流泪。

眼睛被异物侵入时会自动分泌泪液起到自净的作用。

花粉、室内灰尘等导致的过敏反应、角膜感染、感染性结膜炎、倒睫等问题也会导致眼睛分泌泪液，以保护眼球。

此外，当压力过大、感情起伏强烈时也会分泌眼泪。流泪时副交感神经会更加活跃，从而起到消除压力的作用。

自我护理要点

注意维持好眨眼频率，保持室内湿度，防止眼睛干燥。眼睛疲劳导致的眼睛干燥也会引发流泪，请注意改掉会给眼睛造成负担的不良习惯。

维生素 C 可以起到保护眼睛黏膜的作用，积极摄入可以预防干眼症。

当异物侵入眼睛时，千万不要揉眼睛或是用手直接接触眼球，否则可能会导致眼睛受伤或感染。应使用眼药水将异物冲洗掉。难以清理出异物时，请及时就诊。

过度分泌眼泪会导致眼睛痒、痛，结膜充血等问题，应及时就医，不要置之不理。

12 / 眼睛分泌物多

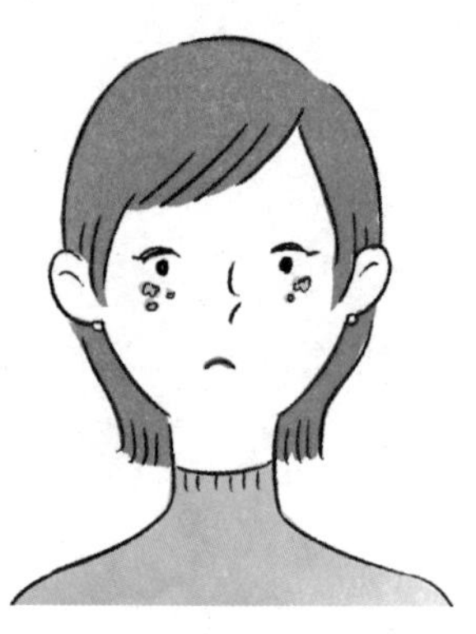

具体症状

- 起床时眼部有分泌物
- 眼睛有黄绿色黏稠分泌物
- 眼睛有水状分泌物
- 眼睛有白色黏性分泌物

可能引起此类症状的疾病

感染性结膜炎（警惕度☆☆）

位于眼球与眼睑内侧之间的结膜感染了病毒或细菌出现炎症导致的疾病。常见的症状有眼球充血、眼睛分泌物增多、流泪、眼睛不舒服、发热等。病毒性结膜炎的传染性很强。

巨乳头性结膜炎（警惕度☆）

佩戴不干净的隐形眼镜导致眼球出现炎症引发的疾病。眼睑内侧可见白色凸起。常见的症状有眼睛痒、结膜充血、眼睛分泌物增多、流泪等。

倒睫（眼睑内翻、睫毛内翻、睫毛乱生）（警惕度☆）

部分睫毛向内生长伤害眼球的疾病。大多是先天性的，但也有部分人是成年后才出现此问题的。常见的症状有眼睛有异物感、分泌物增多、充血、流泪等。

角膜溃疡（警惕度☆☆）

隐形眼镜等在眼球上留下伤口，细菌感染后角膜出现溃疡的疾病。常见的症状有眼睛分泌物增多、疼痛、结膜充血、流泪等。情况恶化可能会导致失明。也存在过敏性溃疡的情况。

症状出现的原因

眼睛的分泌物主要是眼睛新陈代谢产生的代谢废物，正常情况下应该只会产生少量白色分泌物。如果出现黄绿色脓状分泌物、白色黏性分泌物、水状分泌物，就说明眼睛出现了问题。

出现黄绿色脓状分泌物是细菌感染的表现，考虑是感染性结膜炎中的细菌性结膜炎。白色黏性分泌物则是病毒感染导致的，考虑是病毒性结膜炎。水状分泌物则可能是花粉症等过敏反应导致的。

自我护理要点

眼睛出现很多分泌物时，应该用干净的纸巾或棉棒轻柔地刮去，日常尽量保持眼部的清洁。

眼妆是眼睛受到污染的原因之一，应尽量仔细地做好卸妆。

眼睛出现和平常不同的分泌物可能是眼睛有炎症的表现，应就医咨询。

结膜炎导致的眼睛分泌物中可能含有病毒或细菌，如果分泌物触及另一只眼睛，可能会导致其也被感染。因此触碰过这种分泌物后应做好手部清洁，否则有可能将疾病传染给好的眼睛或传染给他人。

13 / 眼睑周围痉挛

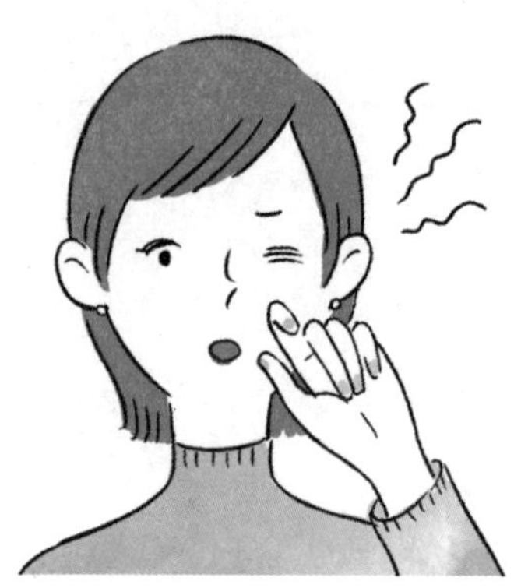

具体症状

- 单侧上眼睑或下眼睑抽搐
- 除眼睑外的面部其他地方也发生痉挛

可能引起此类症状的疾病

眼睑痉挛（警惕度☆）

眼睛周边的肌肉（眼轮匝肌）过度活动，导致无法控制眨眼动作的疾病。常见的症状有眼睑痉挛、眨眼次数增多等。

单侧面部痉挛（警惕度☆☆）

面部神经受到压迫，面部部分肌肉不受控制地发生痉挛的疾病。单侧面部可每几秒至几十秒痉挛一次。

局部痉挛（警惕度☆）

身体的部分肌肉不受控制地抽搐的疾病。原因尚不明确，一般认为遗传、压力是致病因素。可见眨眼增多、面部抽搐、摇头等症状。

症状出现的原因

日常生活中，眼睛疲劳、睡眠不足、压力过大等因素都有可能导致眼轮匝肌（位于眼周的甜甜圈状肌肉）不受控制地痉挛。一般是单侧的上眼睑或下眼睑小幅度抽搐片刻，几分钟后就会结束。

抽搐的同时，大多伴有眨眼次数增加、畏光、眼睛有异物感、眼睛变干等症状。

如果是疾病导致的，就会出现除眼睑外的其他部位也不受控制地痉挛或有其他动作的症状，例如眼睑痉挛、单侧面部痉挛、局部痉挛等疾病。

自我护理要点

长时间使用电脑或手机时，应当注意定时休息，放松双眼。

眼睑痉挛是疲劳的警钟，请不要过度用眼，防止疲劳积聚。

使用防蓝光眼镜，给眼睛按摩、热敷等，都对防止眼睛疲劳有良好的效果。

如果出现除眼睑外的其他部位也不受控制地痉挛或有其他动作的症状，有可能是得了其他疾病，请及时就医咨询。

一句话处方 关爱你的身体！ 绿茶有抗菌作用。

14 / 眼睑肿、长疖子

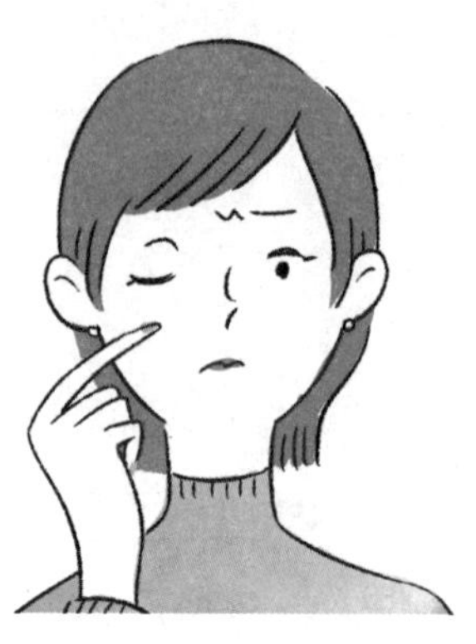

具体症状

- 眼睑肿
- 伴有眼睛痒、有异物感症状
- 伴有眼睛充血、疼痛症状

可能引起此类症状的疾病

过敏性结膜炎（警惕度☆）

花粉等过敏物质附着到眼球上，使位于眼球与眼睑内侧之间的结膜出现炎症的疾病。常见的症状有眼睑肿、痒，结膜充血，眼睛有异物感等。常因花粉症引起。

睑腺炎（警惕度☆）

睫毛根部或汗腺被细菌感染出现炎症的疾病。常见的症状有眼睑肿、发红，眼睛有异物感等。治愈后也有可能留下小疙瘩。

睑板腺囊肿（警惕度☆☆）

位于睫毛内侧的睑板腺上长了肉芽肿的疾病。初期症状为长有肿粒和眼睑肿。

眼睑炎（警惕度☆☆）

眼睑皮肤或睫毛根部出现炎症的疾病。常见的症状有眼睑肿、痒、发红、糜烂、溃疡等。

症状出现的原因

眼睛内侧的黏膜被彩妆污染、用不干净的手揉眼睛、长时间佩戴隐形眼镜等行为都很容易导致细菌感染，出现眼睑肿的症状。

此外，花粉等过敏物质刺激导致结膜发生炎症也会出现眼睑肿的症状。

白塞综合征等胶原病、眼窝处感染细菌导致炎症的眼眶蜂窝织炎等疾病都会引起眼睑肿或长异物的症状。

自我护理要点

眼睑肿大多是由细菌感染或过敏反应引起的，应保持好眼部卫生，防止异物进入眼睛。

此外，用不干净的手揉眼睛或是彩妆进入眼睛也会导致炎症，出现眼睑肿等症状，应注意养成良好的卫生习惯。

当伴有眼睛充血、痒、痛症状，或是出现眼睑肿到无法闭眼、嘴唇肿、呼吸困难、身体浮肿等症状时，很可能是得了其他疾病，应及时就医咨询。

结膜炎恶化可能会使视力减退，应积极治疗。

一句话处方 关爱你的身体！ 清晨洗脸用清水即可。

15 / 视物有重影

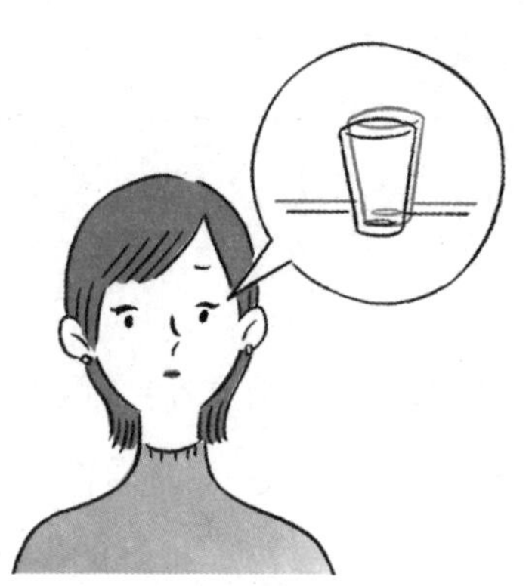

具体症状

- 单侧眼睛视物有重影
- 双目视物有重影

可能引起此类症状的疾病

近视、远视、散光（警惕度☆）

光线无法在视网膜上聚焦的疾病。近视是看不清远处，远视是看不清近处，散光则是视物有重影。

白内障（警惕度☆☆）

晶状体的蛋白质随着年龄增长而变性，视野呈白色、黄色、茶色等，模糊不清，并伴有视物模糊、视力衰减、畏光等症状。

脑神经功能障碍（警惕度☆☆☆）

大脑或脑神经有问题，神经传递变慢，导致面部周围的肌肉难以自如活动的疾病。常见视物有重影、失明、眼睛痉挛等各种症状。

晶状体脱位、晶状体异位（警惕度☆☆）

晶状体因外伤而发生位移的疾病。晶状体本是通过改变厚度起到凸透镜作用，使光线聚集到视网膜上，其发生位移后常见的症状有：视物有重影、视力减退等。晶状体异位多由晶状体先天位置不正导致。

症状出现的原因

在日常生活中，眼睛疲劳可能引起眼睛周围的眼轮匝肌紧张，导致视物有重影，大多还伴有视力减退、眼睑痉挛、肩颈僵硬、头痛等症状。

近视、远视、散光则因为进入眼中的光线无法在视网膜上聚焦，从而导致视物有重影、看不清远处或近处。晶状体浑浊导致的白内障也会引起视物有重影。晶状体相关疾病的特点是用单侧眼睛去看东西也会有重影。

因脑神经功能障碍、脑卒中等疾病导致的视神经或肌肉麻痹则只会在双眼看东西时有重影。

自我护理要点

应注意缓解眼睛疲劳、肩颈僵硬等问题。保证良好的睡眠质量十分重要。

近视、远视、散光放任不管的话，视力会进一步恶化，成为眼睛疲劳加重的原因。因此，应佩戴眼镜或隐形眼镜等，将视力矫正到最佳状态。

当伴有视野模糊、看东西仿佛隔了层纱、视力减退等症状时，可能是患了白内障，应及时就医咨询。

此外，单眼看东西没问题，双眼看东西却觉得有重影，并伴有头痛、头晕等症状时，很可能是患了与大脑相关的疾病，应立刻就医咨询。

一句话处方 关爱你的身体！ 身体寒冷时，掌管不安、悲伤等情绪的小脑扁桃体就会失控，使人陷入负面情绪中。

16 / 视野狭窄

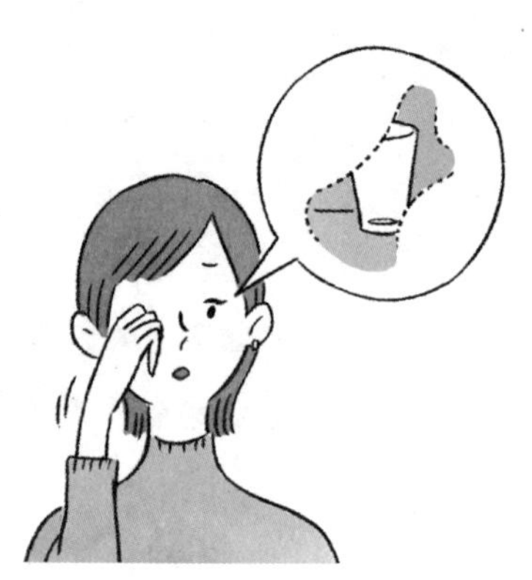

具体症状

- 视野变得狭窄

可能引起此类症状的疾病

青光眼（警惕度☆☆）

急性青光眼可能引起眼压急速上升，损伤视神经。常见的症状有视野变小、视力减退、眼睛疼痛、头痛、恶心等，若置之不理可能会导致失明。

脑梗死（警惕度☆☆☆）

脑血管堵塞使得大脑无法获得氧气和营养物质导致的疾病。常见的症状有因脑神经细胞坏死引发的手脚麻木麻痹、呕吐、头痛、视力减退、辨色异常等。

视网膜色素变性（警惕度☆☆）

视网膜细胞出现异常的疾病，很难治愈。其症状是视野变得狭小、夜盲、视力减退等，且症状会缓慢加重。

视网膜脱离（警惕度☆☆）

视网膜上出现裂孔引发的疾病。常见的症状有眼前有飘动的小黑影（飞蚊症）、视野变小、眼前有闪光感、看东西感觉歪斜等。

症状出现的原因

人类的视野范围一般约为上下各 60° 、左右各 150° 。如果视野范围小于正常情况，一定是身体出现了某种问题。

视野变得狭窄的原因主要有两种，一种是眼睛本身出现了问题，如视神经疾病，另一种是脑部出现了问题，如脑梗死、脑肿瘤等。

值得注意的是，有时单侧眼睛的视野变小时，另一侧眼睛会自动补位，导致问题难以发现或发现得太迟。

自我护理要点

以青光眼为首的眼部疾病大多会随着年龄的增长而加重。

日常生活中应注意不要过度用眼，保持眼部卫生，保护好眼睛。

一旦出现视野变小的问题，哪怕只是变小了一点，都有可能是疾病引起的， 置之不理甚至有可能导致失明，所以一定要尽快就医治疗。

此外，如果伴有手脚麻木、头痛等全身性的症状，则可能是脑梗死或脑肿瘤等脑部疾病的征兆，同样应及时就医咨询。

一句话处方 关爱你的身体！ 不只面部，头皮也要防晒。紫外线伤害会导致脱发、白发。

17 / 无法正确辨色

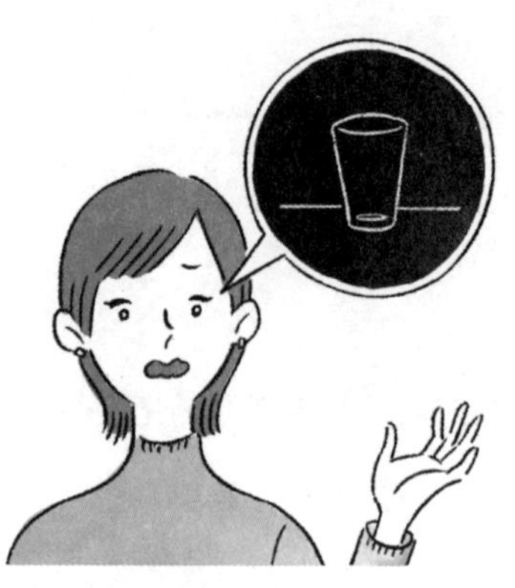

具体症状

- 视物时只剩黑白色
- 视物时带黄色、茶色色调
- 视物时眼前似蒙有白浊

可能引起此类症状的疾病

色觉异常（警惕度☆）

眼睛深处的视网膜上识别色彩的锥体细胞出现问题，无法识别红绿蓝三原色中的一种或全部的疾病。色觉异常大多为先天性，但视神经或视网膜疾病也可能引起此问题。

视网膜疾病（警惕度☆☆）

由神经细胞和神经纤维构成的视网膜出现问题而产生色觉异常的疾病。有黄斑变性、糖尿病视网膜病变等。

视神经疾病（警惕度☆☆）

视神经出现问题，使得色彩信息无法正确传达至大脑的疾病。

白内障（警惕度☆☆）

晶状体的蛋白质随着年龄增长而变性，视野呈白色、黄色、茶色等，模糊不清，并伴有视物模糊、视力衰减、畏光等症状。

症状出现的原因

位于眼睛深处的视网膜上存在辨别色彩的锥体细胞以及辨别明暗的杆体细胞等视细胞。锥体细胞识别出红绿蓝三原色并将信息传递给大脑。如果锥体细胞出现问题，就会导致难以识别某种色彩，或是完全无法识别色彩，出现色觉异常。

无法正确辨色可能是患上了视网膜疾病，或是视神经疾病。

此外，识别色彩的枕叶如果出现脑梗死等重病也可能出现视野或辨色异常症状。

重度压力等心因性问题也可能导致色觉异常。

自我护理要点

忽然无法正确辨色，如果不是先天有色觉异常，就很可能是眼睛或大脑出现了严重的问题，若置之不理可能导致眼功能显著减退，甚至失明，脑部的重病甚至可能威胁生命，因此务必要及时就诊。

此外，锥体细胞等视细胞会随着年龄增长而减少，传达信息的视神经或识别信息的大脑神经递质的功能也会逐渐衰退，所以我们应当尽量避免会导致眼睛功能老化的生活习惯（吸烟、紫外线、蓝光、压力过大、过度运动、暴饮暴食）。

正确补充锌、维生素等对眼睛有益的营养元素也有助于防止眼睛老化。

18 / 眼睛出血

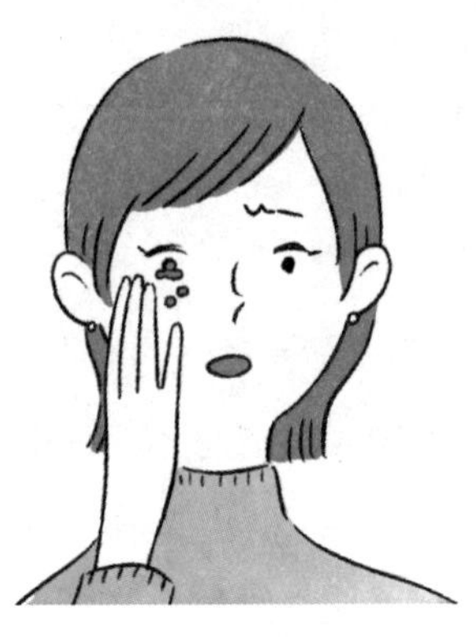

具体症状

- 眼白上有红色血块并不断变大
- 眼睛流血

可能引起此类症状的疾病

结膜下出血（警惕度☆☆）

结膜下的血管因某种原因破裂出血的疾病。常见于50岁以上的人群。高血压、糖尿病等会导致此问题。

急性结膜炎（警惕度☆）

位于眼球和眼睑内侧之间的结膜被病毒或细菌等感染出现炎症的疾病。病毒性结膜炎的传染力很强。常见的症状有眼睛痒、有异物感、分泌物增多等。

特发性血小板减少性紫癜（警惕度☆☆）

起到凝固血液作用的血小板极端减少，导致无法止血的疾病。常见的症状有眼睛出血、鼻腔出血、牙龈出血、皮肤上出现点状血印或血斑等。

玻璃体积血（警惕度☆☆）

眼睛深处的视网膜上的血管因外伤或糖尿病等疾病原因破裂出血，血液在玻璃体腔内积聚的疾病。反复出血会导致视网膜脱离。常见的症状有视力急速减退、视物带有红色等。

症状出现的原因

除了撞击到眼部或伤害到眼球等外伤，其他原因导致的眼睛出血是疾病的征兆。

会引发眼睛出血的疾病有病毒或细菌感染导致的感染性结膜炎、高血压或糖尿病等疾病导致眼睛内血管破裂出血的结膜下出血、玻璃体积血等。患过敏性结膜炎后用力揉眼睛也可能导致眼睛出血。

此外，脑梗死及房颤治疗药（抗凝固剂）的副作用也可能导致结膜下出血。

血小板极端减少导致无法止血的特发性血小板减少性紫癜也会有眼睛出血的症状。

自我护理要点

外伤性的眼睛出血可能会导致视力减退甚至失明，应立刻就诊治疗。

此外，错误佩戴隐形眼镜可能导致角膜溃疡，引发眼睛出血。应注意保持隐形眼镜的卫生，即使是日抛型的隐形眼镜，如果长时间使用或是连续佩戴几天，也可能导致眼部问题，因此务必要在睡前摘除。

感染、结膜炎等疾病引发的眼睛出血有可能导致失明甚至威胁生命，应尽快就医咨询。

尤其值得注意的是，结膜下出血、玻璃体积血、视网膜中央静脉阻塞等疾病常常会伴随高血压、糖尿病出现，有此类疾病的人应多加留心。

19 / 耳鸣

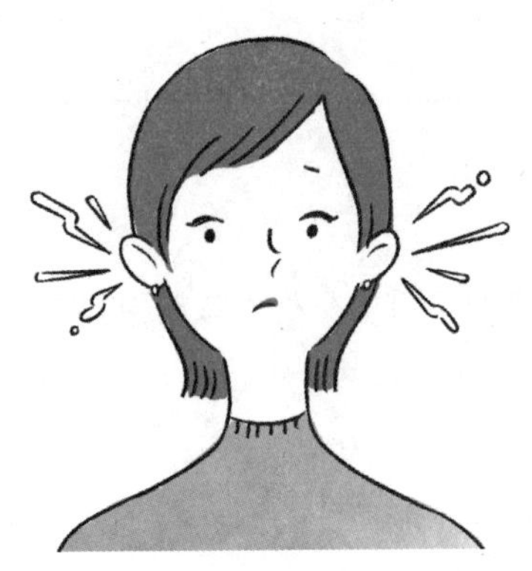

具体症状

- 单侧耳朵耳鸣
- 双耳耳鸣
- 有金属音
- 有低音耳鸣

可能引起此类症状的疾病

老年性耳聋（警惕度☆）

随着年龄的增长，耳蜗功能衰退，依次逐渐听不清高音域、中音域、低音域声音的疾病。除耳鸣外，还常伴有眩晕症状。

暴聋（警惕度☆☆）

内耳因某种原因出现问题，导致突发耳聋。常有耳鸣、头晕、耳朵有堵塞感等症状，且可能只在单耳出现。

梅尼埃病（警惕度☆☆）

因耳部的淋巴液增多引发内耳膜迷路积水的疾病。常伴随旋转性头晕、耳鸣、耳闷、耳背、恶心呕吐等症状，且会反复发作。

外耳道狭窄（警惕度☆☆）

调整耳内气压的外耳道变得狭窄的疾病。中耳气压变低使得耳膜被压向内侧，导致难以听到声音、耳朵痛、耳鸣、有异样感觉等症状。

症状出现的原因

气压变化、爆炸声、忽然进入安静的空间等原因可能导致暂时性耳鸣。这种耳鸣日常生活中常会遇到，通常会在几分钟内好转。

衰老、压力过大、疲劳、中耳或内耳出现问题、大量的耳垢、外耳道有异物等也会引起慢性的耳鸣。

引起慢性耳鸣的疾病可能是耳朵本身发生功能障碍，也可能是患上了全身性的疾病。听到金属音大多是梅尼埃病、暴聋、压力原因导致的，听到低音的耳鸣主要是外耳道狭窄导致的。

另外，糖尿病、高血压等血压异常、药物副作用等各种因素都有可能导致耳鸣。

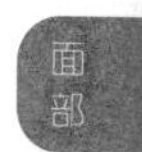

自我护理要点

耳鸣通常是由各种耳部疾病和全身性疾病引起的，如果发生持续性的慢性耳鸣，应尽快就医咨询。

暴聋和梅尼埃病等疾病容易因疲劳和压力等因素引起，日常在安静场所静养身心非常重要。

此外，日常佩戴耳机并开到很大音量很可能引起音响外伤，导致在年轻时就出现耳背的情况，所以应尽量避免过度用耳的行为。

20 / 听力减退

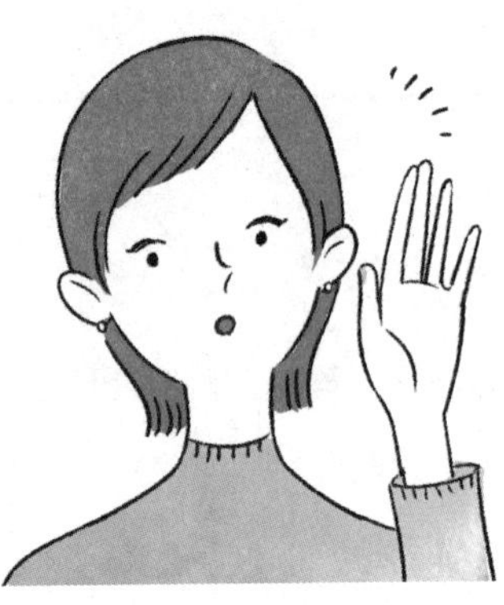

具体症状

- 听声音不清楚
- 听到的声音变小

可能引起此类症状的疾病

老年性耳聋（警惕度☆）

随着年龄的增长，耳蜗功能衰退，依次逐渐听不清高音域、中音域、低音域声音的疾病。除耳鸣外，还常伴有眩晕症状。

暴聋（警惕度☆☆）

内耳因某种原因出现问题，导致突发耳聋。常有耳鸣、头晕、耳朵有堵塞感等症状，且可能只在单耳出现。

听神经瘤（警惕度☆☆☆）

位于耳朵深处的桥小脑角区长了良性肿瘤的疾病。常见症状有听力减退、三叉神经痛、面部麻痹、无法走路等。

外耳道狭窄（警惕度☆☆）

调整耳内气压的外耳道变得狭窄的疾病。中耳气压变低使得耳膜被压向内侧，导致难以听到声音、耳朵痛、耳鸣、有异样感觉等症状。

症状出现的原因

即使耳朵没有异常，也有可能因为气压变化而出现暂时性的听力减退。压力过大也可能导致阵发性的听力减退。

可引起听力减退的耳部疾病中，最常见的是老年性耳聋，此外还有因内耳问题导致突然听力减退的暴聋、药物副作用等导致内耳出现问题的药物性耳聋等。

分泌性中耳炎、急性化脓性中耳炎等中耳炎及外耳道狭窄、听神经瘤、外淋巴瘘等疾病也会伴有听力减退的症状。

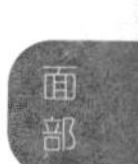

自我护理要点

因气压变化引起听力减退时，如乘坐飞机，通过打哈欠即可缓解。

压力过大的人很容易出现听力减退的问题，应注意生活中不要给身心过多负担。

另外，最近因为听演唱会、佩戴耳机时音量开得过大而损伤耳蜗造成音响外伤的人有所增多。日常应注意不要过度用耳，养成耳机音量适中和在安静场所休息双耳的习惯非常重要。

积极摄取维生素 B_{12} 对预防耳背很有效果。

如果有持续性的慢性耳背症状，有可能是患病了，不要置之不理，务必及时就医咨询。

21 / 耳内发痒

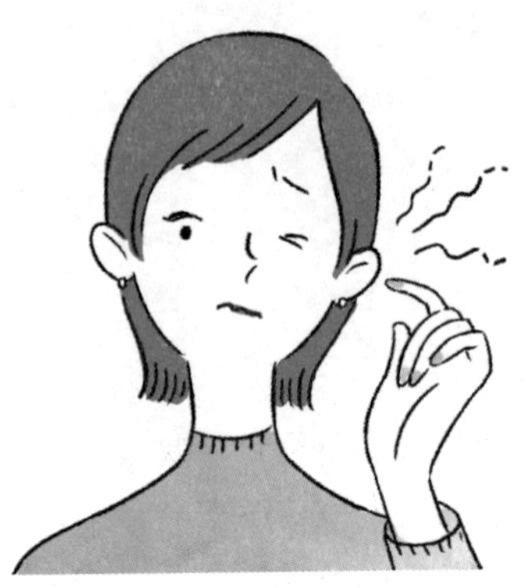

具体症状

- 耳内发痒

可能引起此类症状的疾病

外耳道炎（警惕度☆☆）

外耳道上的伤口被细菌感染引发慢性炎症的疾病。常见症状有耳垢变湿、耳朵肿痛、听力减退，外耳道发痒、耳朵有闷堵感等。

外耳道湿疹（警惕度☆）

外耳道皮肤变粗糙、起湿疹的疾病。常见症状有外耳道流黄色分泌液、外耳道发痒等。如果过度清洁外耳道，情况可能会进一步恶化成外耳道炎。

外耳道真菌感染（警惕度☆☆）

外耳道上的伤口感染真菌，其在外耳道繁殖引发炎症的疾病。常见症状有耳朵痒痛、耳垢恶臭、耳朵有闷堵感、听力减退等。

症状出现的原因

导致耳朵发痒的最常见原因就是外耳道炎。

外耳道是从耳朵入口通向耳朵内部的通道，过度清洁耳道等强烈刺激造成伤口、耳朵进水等情况都有可能导致外耳道感染，引发外耳道炎。

主要症状有外耳道发红、发痒、疼痛等，因为痒而过度刺激外耳道可能导致情况进一步恶化，如化脓、耳漏、出血、分泌物堵塞导致听不到声音等。

此外，外耳道伤口感染真菌也可能引起外耳道真菌病，除发痒和疼痛症状外，还有可能出现耳垢恶臭、耳朵有闷堵感、听力减退等症状。

自我护理要点

对外耳道进行过度刺激可能导致很多问题。清洁外耳道的频率不宜过高，最好保持在每月 1~2 次。此外，耳垢只会存在于外耳道靠近外侧的三分之一段，清洁耳朵时无须太过深入耳道，强行清洁深处有可能导致不好的后果。

耳垢堆积有可能造成耳道内发痒。暂时性的发痒不会有什么问题。

不过，如果伴有强烈的痒感、长时间的疼痛或其他症状，那么有可能是生病了。请不要自行忍耐，及时去耳鼻喉科就诊。

22 / 耳朵疼痛

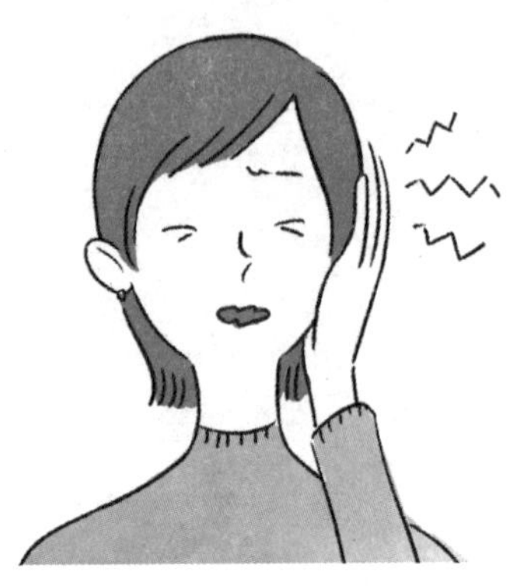

具体症状

- 耳朵深处疼痛
- 外耳道整体疼痛

可能引起此类症状的疾病

咽鼓管狭窄（警惕度☆☆）

负责调节耳内气压的咽鼓管保持闭合状态的疾病。常见症状有因中耳气压变低、鼓膜被压向内侧导致的听力减退，耳朵疼痛，耳鸣，耳中有异样感等。

咽喉炎（警惕度☆☆）

咽喉感染病毒、细菌引发炎症的疾病。常见症状有咽喉痛、咳嗽、发热、无力、淋巴肿大等。若病情进一步恶化可能会引发耳朵疼痛。

颞颌关节紊乱症（警惕度☆☆）

颞颌关节因各种原因出现功能紊乱的疾病。病情发展至一定程度时可能出现无法张大嘴、耳朵深处疼痛等症状。

流行性腮腺炎（腮腺炎）（警惕度☆☆）

感染腮腺炎病毒，位于耳朵根部的腮腺出现炎症的疾病。常见症状有耳朵疼痛、高热、食欲不振、头痛、呕吐等。

症状出现的原因

人在进入水中或进入高空时，因气压发生急剧变化，耳朵内的鼓膜会承受很大的压力，人就会感到疼痛。

另外，清洁耳朵时过度深入或刺激过强，伤害到外耳道或鼓膜，也会导致耳朵疼痛。

鼓膜上出现破口化脓导致的中耳炎、病毒或细菌感染导致的外耳道炎、耳管闭合导致的咽鼓管狭窄，都可能引起耳朵疼痛等多种症状。

咽喉、下颌等处发生咽喉炎、颞颌关节紊乱症等疾病时，也可能会导致耳朵疼痛。

自我护理要点

气压急剧变化导致耳朵疼痛时，可以用吞咽唾液、打哈欠等方法缓解鼓膜的压力。

要想预防外耳道或鼓膜损伤导致的耳朵疼痛，应控制好清洁耳朵的频率，保持在每月 1~2 次，清洁时不要过度深入，只清洁至外耳道三分之一处即可。

如果伴有耳朵内部的慢性疼痛、发痒、听力减退、耳鸣等问题，请务必去耳鼻喉科就诊咨询。

咽喉、下颌的疾病也有可能导致耳朵疼痛，如果在咽喉、下颌不舒服的同时感觉耳朵也有异常，应及时就医咨询。

23 / 耳垢异常

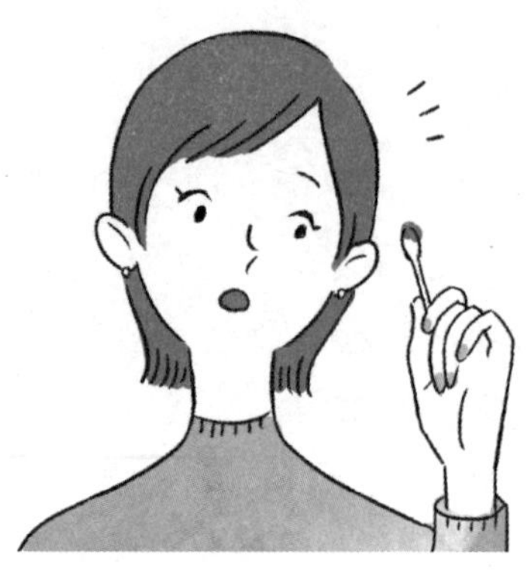

具体症状

- 耳垢异常多
- 耳垢水分较多
- 耳垢发臭

可能引起此类症状的疾病

耵聍栓塞（警惕度☆）

耳垢增多堵塞耳道的疾病。常见症状有听力减退、耳鸣、耳朵有闷堵感、觉得自己的声音听起来变大等。

外耳道炎（警惕度☆）

外耳道上的伤口被细菌感染引发慢性炎症的疾病。常见症状有耳垢变湿、耳朵肿痛、听力减退，外耳道发痒、耳朵有闷堵感等。

外耳道真菌感染（警惕度☆☆）

外耳道上的伤口感染真菌，其在外耳道繁殖引发炎症的疾病。常见症状有耳朵痒痛、耳垢恶臭、耳朵有闷堵感、听力减退等。

症状出现的原因

清洁耳朵时过度深入、频率过高，都有可能伤害到外耳道，或是将耳垢推向更深处，引发各种问题。

这样可能会导致伤口感染引发炎症，引起耳垢异常。具体来说，就是出现耳垢增多、出现黏稠的黄色耳垢、耳垢气味恶臭等异常情况。还常伴有耳朵痒、痛、肿等症状。

耳部疾病导致耳垢增多，有可能会堵塞耳道，导致听力减退、耳鸣等症状。

自我护理要点

耳垢是耵聍腺和皮脂腺分泌出的分泌液、老旧角质、灰尘等凝结而成的，会自然排出。

耳垢只会存在于外耳道的外三分之一段，耳朵深处是不会有耳垢的。所以在清洁耳朵时无须过于深入，频率保持在每月 1~2 次即可。请不要过度清洁耳朵或是清洁时将棉棒伸得太深。

当耳垢出现增多、变湿、变臭、变色等情况时，应及时去耳鼻喉科就诊。

有的人天生耳垢就比较湿，但如果比平常更湿，就需要注意了。

24 / 耳部出血、耳漏

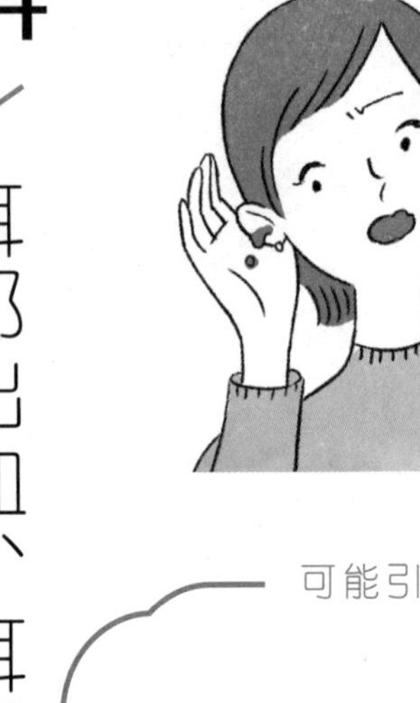

具体症状

- 出现黄色或透明的分泌液
- 出现黏稠的分泌液
- 出现恶臭的分泌液
- 耳朵内部出血
- 耳垢混血

可能引起此类症状的疾病

耳软骨膜炎（警惕度☆）

外伤、昆虫叮咬、耳饰等导致耳垂（耳郭）感染绿脓杆菌等导致的疾病。常见症状有耳垂肿、发红、疼痛、出血等。

外耳道炎、外耳道湿疹（警惕度☆）

外耳道炎是因过度清洁耳朵导致外耳道出现炎症的疾病，常见症状有出血、疼痛等。外耳道湿疹常有流黄色分泌液、发痒等症状。

大疱性鼓膜炎（警惕度☆☆）

感染流感病毒等病毒后导致鼓膜表面出现血疱的疾病。常见症状有剧痛、耳朵有闷堵感、出血等。多发于年轻女性。

中耳炎（警惕度☆）

鼓膜破口处长时间流脓的疾病。常见症状有耳朵痛、听力减退、发热、从耳朵内流出液体等，偶尔也可能有出血的症状。

症状出现的原因

耳部可能会出血的部位有外耳、中耳、内耳、鼓膜。

事故、撞击等因素导致头部受到打击，出血导致血肿破裂，鼓膜破损，感染导致的炎症，耳癌导致的炎性红肿等，都有可能导致耳部出血。

此外，过度清洁耳朵会使外耳道皮肤干燥或出现伤口，有可能长湿疹，进而会导致强烈的痒感，流黄色的分泌液，如引发感染或炎症，还会出现流脓等症状。

自我护理要点

对外耳道或鼓膜进行强烈刺激有可能会引发出血，请不要过度清洁耳朵。

如果出现耳朵流血的情况，很有可能是受了严重的伤或是得了某种疾病，一定不要自己擅自判断，应及时就医。

此外，如果出现流无色或黄色的分泌液、耳垢散发恶臭等症状，则有可能是得了中耳炎或外耳道湿疹等疾病，请务必去耳鼻喉科就诊。

过度刺激外耳道可能会引发很多问题。清洁耳朵的频率应保持在每月 1~2 次，清洁范围只限于外耳道外三分之一段。

25 / 流鼻血

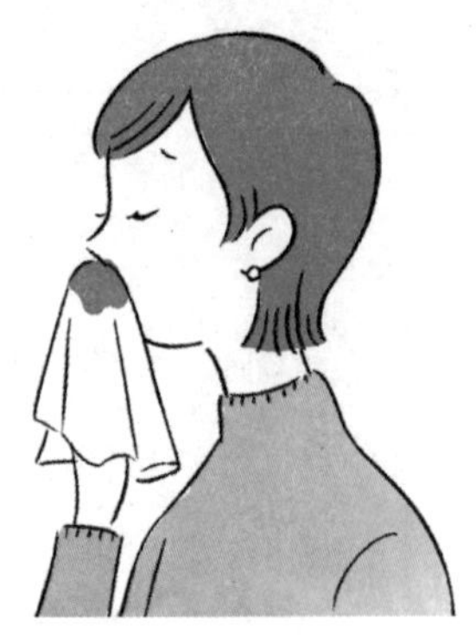

具体症状

- 鼻黏膜出血
- 鼻腔深处出血

可能引起此类症状的疾病

高血压、动脉硬化（警惕度☆☆）

高血压是血压因各种原因慢性上升的疾病。动脉硬化是因高血压或血液质量恶化导致血管变硬、弹性减退从而容易破损的疾病，动脉硬化会让鼻腔毛细血管易破裂，更容易流鼻血。

肾病（警惕度☆☆）

肾脏功能出现问题导致无法过滤血液的疾病，会有无法排出盐分和水分、浮肿、血尿、流鼻血等症状发生。

遗传性出血性毛细血管扩张（警惕度☆☆☆）

一种遗传性疾病，会引起血管扩张，身体多个部位都可能会因此出血。

上颌窦癌（警惕度☆☆☆）

鼻部的上颚窦发生恶性肿瘤的疾病。长有肿瘤的那一侧会鼻塞，频繁流出混有血液、散发恶臭的鼻涕。

症状出现的原因

流鼻血大多是毛细血管集中的鼻翼处出血，起因多为干燥或外部刺激导致的鼻腔黏膜受损。尤其是得了感冒（急性上呼吸道感染）时会发生黏膜充血，擤鼻涕等刺激也会增多，就更容易导致流鼻血。

摄入过多的咖啡因、酒精、尼古丁（吸烟）等刺激性物质会导致血压上升，从而容易流鼻血。累积过多的压力、疲劳会使得自主神经紊乱，也可能导致鼻腔的毛细血管破裂。

患有高血压或动脉硬化等疾病导致血压较高的人，患有肾脏或肝脏疾病、白血病、血小板减少症等疾病的人，服用预防血栓的抗凝药物的人，都容易流鼻血。

自我护理要点

流鼻血时应保持微微低头的姿势静坐，持续按压鼻翼 5~10 分钟。

经常流鼻血的人应注意保护鼻黏膜湿润，避免其受损。

如果经常因不明原因流鼻血，且出血量较多，按压鼻翼 10 分钟仍流血不止，就有可能是患了某种疾病，应立即就医咨询。

另外，如果是克氏区以外的鼻腔深处出血，则有可能是得了上颌窦癌或鼻咽血管纤维瘤等严重的疾病，应及时就医。

26 / 鼻涕异常

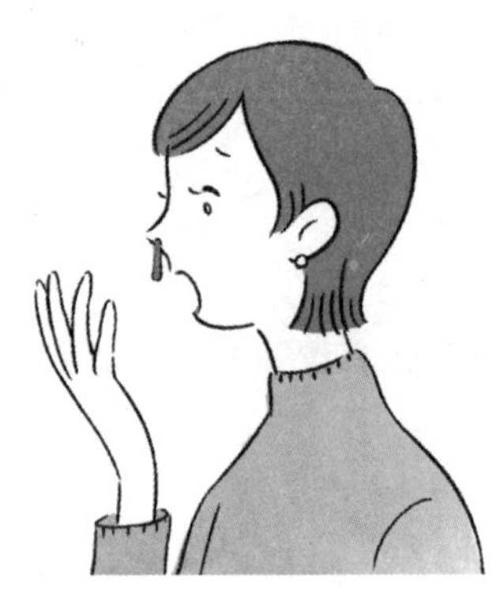

具体症状

- 流清水状鼻涕
- 流白色或黄色的黏性鼻涕
- 流混有血液的鼻涕
- 流绿色或茶色的鼻涕

可能引起此类症状的疾病

过敏性鼻炎（警惕度☆）

室内灰尘、螨虫、动物毛发等看起来无害的物质也可能引起过敏反应，从而导致过敏性鼻炎。常见症状有鼻塞、流清水状鼻涕、打喷嚏等。

鼻窦炎（警惕度☆）

鼻窦黏膜发生慢性炎症的疾病。患者会持续流鼻涕、鼻塞，鼻呼吸困难。可能同时伴有味觉异常、睡眠障碍、化脓、鼻子疼痛、口臭等症状。

慢性化脓性鼻窦炎（警惕度☆☆）

因感冒、过敏、压力等因素导致副鼻窦出现炎症，炎症部位蓄积脓液的疾病。常见流黄色脓性鼻涕、鼻塞等症状。

症状出现的原因

鼻黏膜上附着了病毒、细菌、花粉等异物时，为了排出异物，鼻腔就会分泌透明的鼻涕。这种透明鼻涕常见于患感冒（急性上呼吸道感染）初期和过敏性鼻炎时。

感冒末期、鼻窦炎、细菌感染等则会流黄色黏性鼻涕。患上过敏性鼻炎、鼻窦炎有时也会流绿色并散发恶臭的鼻涕。

如果出现流鼻血、鼻腔有异物、恶性肿瘤等情况，则可能会有出血症状，鼻涕中会混有血迹。褐色的鼻涕可能是鼻涕掺杂了陈旧的血液。

自我护理要点

首先应该做的是增强抵抗力，预防感冒。空气干燥就容易感冒，所以应注意保持室内湿度适宜。冬季户外空气比较干燥，佩戴口罩可以对鼻腔和咽喉起到一定的保湿作用。

此外，应注意不要吸入会导致过敏性鼻炎的过敏性物质，如室内灰尘、花粉等。保持室内、寝具、毛巾类的清洁。除了养成漱口、洗手、佩戴口罩的习惯以外，正确使用空气净化器也很有效。

鼻涕可能因为一些原因变色或变黏。如果出现长时间流涕不止、鼻涕有恶臭气味、颜色很奇怪等情况，应该及时就医诊断。

一句话处方 关爱你的身体！ 要想保持皮肤润泽，应摄入适量的优质脂肪。牛油果、坚果、青鱼就很不错。

27 / 鼻子疼痛

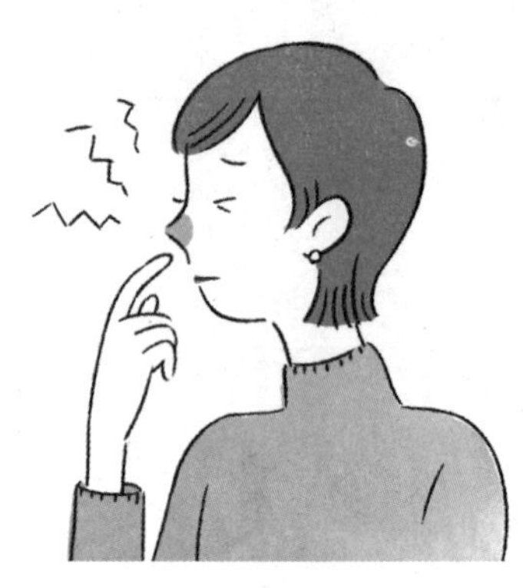

具体症状

- 黏膜刺痛
- 鼻腔深处疼痛
- 鼻外侧疼痛

可能引起此类症状的疾病

鼻窦炎（警惕度☆）

鼻窦黏膜发生慢性炎症的疾病。患者会持续流鼻涕、鼻塞，鼻呼吸困难。可能同时伴有味觉异常、睡眠障碍、化脓、鼻子疼痛、口臭等症状。

龋齿（警惕度☆）

牙垢上的细菌产生的酸侵蚀牙齿的疾病。病情发展至一定程度时不仅会牙痛，还会引发神经痛，牵连鼻子和脸颊疼痛、肿胀。

恶性肿瘤（警惕度☆☆☆）

鼻窦或副鼻窦长了恶性肿瘤的疾病。常见症状有鼻塞、流鼻血、头痛等。

症状出现的原因

鼻腔黏膜可能因擦伤或干燥等刺激受伤而出现炎症，从而引发疼痛。

此外，龋齿引起的神经痛、鼻腔进入异物、鼻骨骨折等因素也可能引发疼痛。

如果患上鼻窦炎，就会出现鼻子、脸颊疼痛，流黏性鼻涕，头痛，注意力、记忆力下降等症状。

如果鼻窦或副鼻窦长有恶性肿瘤，就会出现鼻子疼痛、鼻塞、流鼻血、头痛等症状。

如果是鼻子外侧疼痛，则有可能是疱疹或粉刺等原因引起的。

自我护理要点

如果感到鼻黏膜刺痛，应给房间增加湿度，或用湿口罩给鼻腔黏膜增加湿度。

鼻黏膜是非常敏感的，应注意不要过度擤鼻涕或过度清洁鼻腔，温柔对待鼻黏膜。

如果出现不明原因的疼痛或强烈、长期的疼痛，应及时就医咨询。

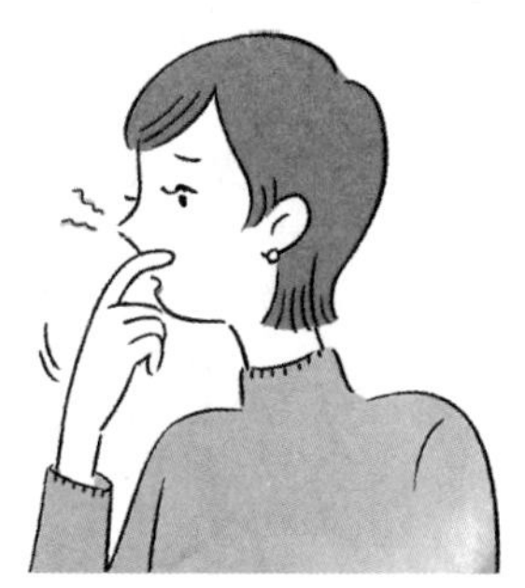

一句话处方 关爱你的身体！ 洋葱可降低血液黏稠度，最好的食用方法是直接生食。

28／鼻塞、鼻痒

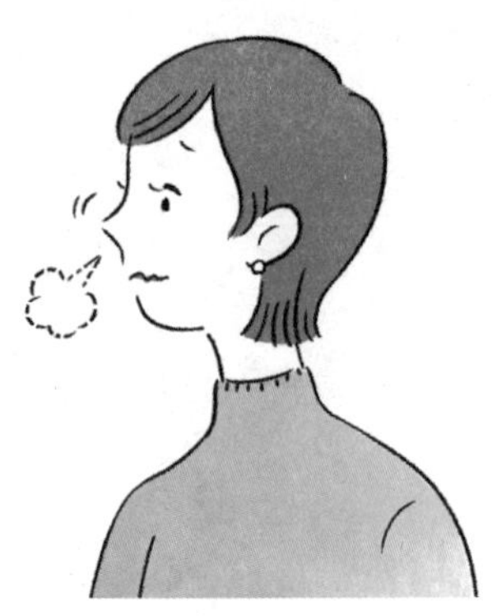

具体症状

- 鼻子内部肿痛
- 鼻涕堵塞鼻腔
- 鼻黏膜发痒
- 鼻子里像有虫子乱爬似的痒

可能引起此类症状的疾病

过敏性鼻炎（警惕度☆）

室内灰尘、螨虫、动物毛发等看起来无害的物质有可能导致过敏引起炎症。常见症状有鼻塞、流清水状鼻涕、打喷嚏等。也有季节性发作的过敏性鼻炎，例如因花粉等物质引起的。

血管运动性鼻炎（警惕度☆☆）

因不明原因鼻黏膜出现炎症的疾病。症状和过敏性鼻炎相同，会鼻塞、流涕、发痒、打喷嚏等。

鼻窦炎（警惕度☆）

鼻腔黏膜发生慢性炎症的疾病。患者会持续性流涕、鼻塞、鼻呼吸困难。还可能出现味觉异常、睡眠障碍、流脓、鼻子疼痛、口臭等症状。

鼻前庭湿疹（警惕度☆）

鼻腔前部（长鼻毛的地方）的皮肤起湿疹的一种皮肤炎。大多是因为过度清洁鼻腔、过度擤鼻涕等刺激导致的。

症状出现的原因

感冒等感染性疾病及花粉症等过敏性鼻炎是引起鼻塞的主要原因。要缓解症状，应及时找医生开具药物。

血管运动性鼻炎、鼻窦炎、慢性化脓性鼻窦炎、鼻窦或副鼻窦处长有恶性肿瘤等疾病也会引起鼻塞。

一些天生的鼻腔构造问题、伤口、异物、药剂的副作用等因素也有可能引起鼻塞。

鼻痒可能是因为干燥、过度清洁鼻腔、擤鼻涕次数过多等外部刺激导致黏膜干燥、损伤引起的。

此外，和鼻塞相同，鼻痒也可能是由花粉症等过敏性鼻炎、血管运动性鼻炎、鼻前庭湿疹等疾病引起的。

自我护理要点

可以尝试用温暖鼻腔的方法促进鼻部血液流通，起到缓解鼻塞的作用。

另外，用含有薄荷成分的软膏等涂在胸前，也可以缓解鼻塞。

容易鼻塞的人可以养成洗鼻的习惯，将附着在黏膜上的刺激物洗掉，这样就不容易出现炎症了。

鼻黏膜是非常敏感的部位，要避免会引发鼻痒的炎症，就要尽量减少过度的外部刺激。如果痒感强烈且长时间没有缓解，应尽快就医咨询。

一句话处方 关爱你的身体！ 食用虾青素含量丰富的鲑鱼可以预防长皱纹和长痣。

29 / 舌头麻痹、疼痛

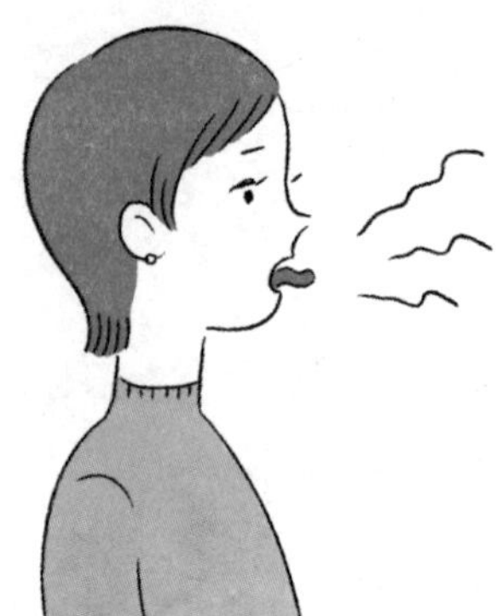

具体症状

- 舌头刺痛、跳痛
- 舌头麻痹
- 舌头发热、疼痛

可能引起此类症状的疾病

缺铁性贫血（警惕度☆）

铁元素摄入不足引发的慢性疾病，可导致舌头出现炎症，舌乳头萎缩，舌上出现白色斑点或发红。常见症状有舌头肿胀、疼痛，味觉失常，头晕，贫血，呼吸困难，容易疲惫等。

灼口综合征（警惕度☆☆）

因精神压力过大等原因，舌头感到灼伤似的刺痛或感到麻痹的疾病，但舌头表面看不出明显异常。患者可能会觉得口内有苦味或金属味，或感到口中干燥。常发于更年期的女性。

舌癌（警惕度☆☆☆）

舌头上长有恶性肿瘤的疾病。肿瘤大多长于舌头两侧。常见症状有舌头糜烂、变色、有异样感、疼痛、出血、麻痹、起小疙瘩、口腔溃疡等。

症状出现的原因

患上脑部或血液疾病、血液流通不畅、末梢神经受到压迫、衰老导致身体机能下降、肌肉或肌腱疲劳等各种原因，都有可能引起神经问题，导致舌头麻痹或疼痛。

口干燥症、灼口综合征、舌炎、缺铁性贫血、口腔溃疡等疾病都有可能引起舌头麻痹或疼痛。

糖尿病、三叉神经痛等全身性疾病也有可能引起舌头疼痛、麻痹等。

此外，牙齿受到刺激也可能导致舌头疼痛，因压力过大导致咬伤或擦伤舌头后也可能引发舌头疼痛或麻痹。

自我护理要点

舌头疼痛或麻痹可能是因为神经问题、过度劳累、压力过大、口腔内念珠菌增殖等原因引起的。如果症状长时间持续，可能是得了某种疾病，应及时就医咨询。

灼口综合征大多是由压力原因导致的，日常应注意尽量减轻身心负担。

此外，无意识间咬到舌头，或是金属牙套等刺激到舌头，也有可能导致舌头糜烂引发舌炎，此时可以确认一下症状部位在哪里。

30 / 舌头变色

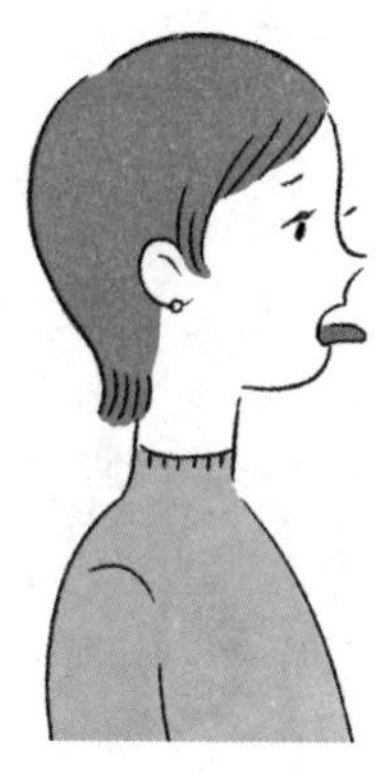

具体症状

- 舌头发红
- 舌头呈青白色
- 舌头呈黄色或茶色

可能引起此类症状的疾病

锌缺乏症（警惕度☆）

体内锌元素不足导致味蕾细胞新陈代谢变慢，从而令味觉变得迟钝的疾病。也可能因过度摄入食品添加剂引起。

缺铁性贫血（警惕度☆）

铁元素摄入不足引发的慢性疾病，可导致舌头出现炎症，舌乳头萎缩，舌上出现白色斑点或发红。常见症状有舌头肿胀、疼痛，味觉失常，头晕，贫血，呼吸困难，容易疲惫等。

舌癌（警惕度☆☆☆）

舌头长有恶性肿瘤的疾病。肿瘤大多长于舌头两侧。常见症状有舌头糜烂、变色、异样感、疼痛、出血、麻痹、起小疙瘩、口腔溃疡等。

症状出现的原因

舌头会因受到外部刺激或疾病而呈现多种颜色或状态，如青白色、白色、黄色、茶色、绛红、草莓舌等。

舌头变色的原因有卫生状况差、伤口、吸烟、嚼烟叶、服用药物等。

引发舌头变色的疾病可以考虑缺乏锌元素或铁元素导致的锌缺乏症、缺铁性贫血，以及舌头上长了恶性肿瘤的舌癌等。

自我护理要点

刷牙时，可以在清洁牙齿的同时也对舌头进行刷洗，保持清洁。吸烟人群更应对舌头进行清洁保护，否则舌头便容易变色。

日常检查健康状态时，也应定期对舌头的健康状态进行检查。

缺锌或缺铁导致锌缺乏症、缺铁性贫血也会引起舌头变色，应注意饮食均衡，适当摄入矿物质。正确服用营养辅助食品也十分有效。

如果舌头变色的同时还伴有疼痛、肿胀等其他症状，应及时就医诊治。

31 / 味觉异常

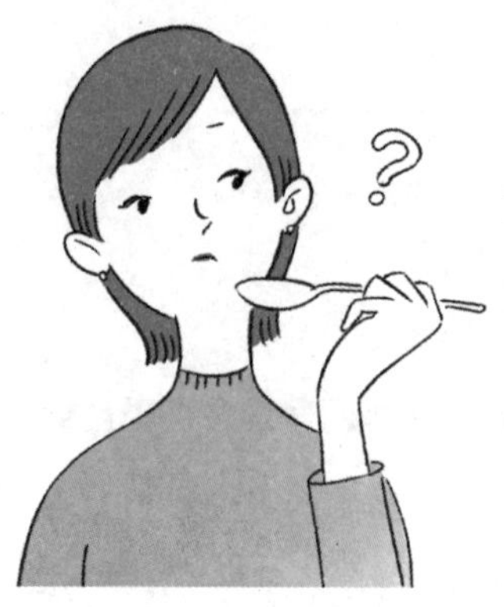

具体症状

- 完全尝不出味道
- 味觉紊乱
- 尝不出某种特定的味道
- 单侧舌头尝不出味道

可能引起此类症状的疾病

口干燥症（警惕度☆）

因唾液分泌不足、急速脱水等导致口渴的疾病。常见症状有舌头、口腔疼痛，说话、吞咽困难，味觉异常等。

锌缺乏症（警惕度☆）

体内锌元素不足导致味蕾细胞新陈代谢变慢，从而令味觉变得迟钝的疾病。也可能因过度摄入食品添加剂引起。

干燥综合征（警惕度☆☆）

一种自身免疫性疾病，导致无法分泌足够的泪液、唾液的疾病。常见症状有皮肤干燥、眼干燥、口干燥，还可能全身出现炎症。

症状出现的原因

舌头和喉咙深处存在约 9000 个味觉感受器，即味蕾，可以感知酸、甜、苦、咸这几种基本味道，并将信息传递至大脑。而且味蕾会随着年龄增大而逐渐减少，即使是身体健康的人，味觉也会逐渐变得迟钝。

然而，如果味觉忽然失灵，或是尝不出某种特定的味道、发生味觉紊乱等，有可能是得了某种疾病。

此外，鼻塞、缺锌、缺铁、唾液减少、压力因素等也可能导致味觉失常。

自我护理要点

要想促进舌上用来感知味道的味蕾细胞新陈代谢活跃，必须摄入足量的锌元素。

缺锌可能会导致新陈代谢变差，从而引发味觉失常，所以平常应注意饮食均衡，摄入足够的矿物质。

鼻塞也会引起暂时性的味觉失常，除去这种暂时性的情况，如果味觉失常状况长时间持续，有可能是得了某种疾病。

请不要放任不管，应及时就医咨询。

32 / 嘴里长疖子、肿胀、痒

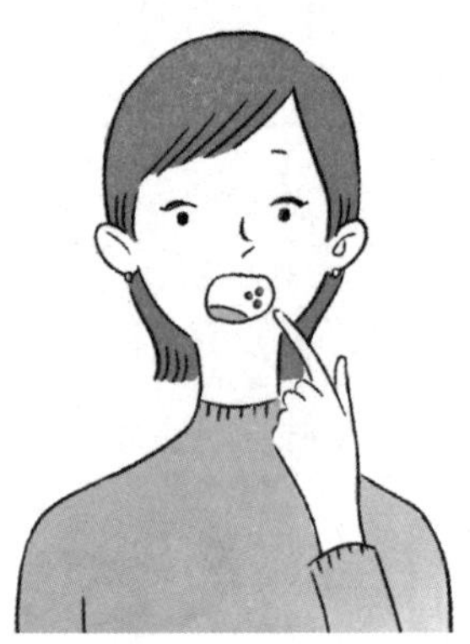

具体症状

- 口腔黏膜上起水疱
- 口腔黏膜变硬、长疙瘩
- 口腔黏膜上长红色湿疹
- 口腔内肿胀
- 口腔内发痒

可能引起此类症状的疾病

口腔溃疡（警惕度☆）

因营养不足、发生炎症、感染病毒等导致口腔内黏膜上起小水疱的疾病，伴有痛感。一般 7~10 日后会自然痊愈。

疱疹（警惕度☆）

感染疱疹病毒，导致口腔及嘴唇周围起水疱的疾病。常见症状有强烈疼痛、发热、喉咙疼痛、疲惫等。

口腔癌（警惕度☆☆☆）

口腔内长出恶性肿瘤的疾病。常见症状有起硬包、疼痛、肿胀、轻度刺激也会引起出血等。还可能因细菌感染而散发恶臭。

带状疱疹（警惕度☆☆）

当人体免疫力低下时，潜伏在体内的水痘 – 带状疱疹病毒引起炎症的疾病。患者的身体、面部会起水疱状的湿疹，皮肤刺痛且伴有强烈痒感。

症状出现的原因

口腔内长东西的常见原因有免疫力低下、维生素 B_{12} 缺乏、压力过大、疲劳、卫生状况差、伤口炎症、过敏、病毒、刺激物等。

口腔内长水疱通常都是口腔溃疡，几天就能痊愈。

另外，疱疹、口腔癌、带状疱疹、手足口病、疱疹性咽峡炎、风疹、麻疹、水疱疮等疾病也会导致口腔内长东西或肿胀。

此外，口腔内发痒可能是扁平苔藓（手足关节部位及内侧、身体、阴部、口腔等部位起疹子）、带状疱疹等疾病及牙齿对金属过敏等原因引起的。

自我护理要点

口腔溃疡会在 7~10 日后自然痊愈。预防或治疗口腔溃疡，应多补充维生素 B_{12}（纳豆、海苔、肝脏），服用营养补充剂可以起到不错的效果。

容易患口腔溃疡的人应注意保持良好的生活和饮食习惯，不要给自己太大压力。

如果口腔溃疡反复发作、迟迟无法痊愈，或患处肿胀明显比口腔溃疡更大、更硬且伴有全身性的症状，应立刻就医咨询。

33 / 嘴里疼痛

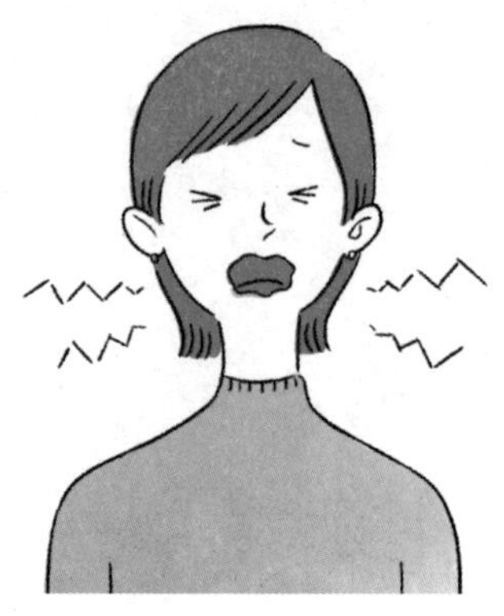

具体症状

- 口腔黏膜疼痛

可能引起此类症状的疾病

口腔溃疡（警惕度☆）

因营养不足、发生炎症、感染病毒等导致口腔内黏膜上起小水疱的疾病，伴有痛感。一般 7~10 日后会自然痊愈。

口腔念珠菌病（警惕度☆☆）

免疫力低下时口腔内感染念珠真菌的疾病。常见症状有疼痛、味觉失常等。

口干燥症（警惕度☆）

因唾液分泌不足、急速脱水等导致口渴的疾病。常见症状有舌头、口腔疼痛，说话、吞咽困难，味觉异常等。

口腔癌（警惕度☆☆☆）

口腔内长出恶性肿瘤的疾病。常见症状有起硬包、疼痛、肿胀、轻度刺激也会引起出血等。还可能因细菌感染而散发恶臭。

症状出现的原因

嘴里疼痛的常见原因有口腔溃疡等疾病、刷牙等外部刺激导致受伤等。

此外，龋齿、牙周病等疾病也能导致嘴里疼痛。

口呼吸、压力、疾病、脱水等引起的口干燥症也会引起嘴里疼痛。

口腔念珠菌病、白塞综合征、天疱疮、口腔癌等很多疾病也会引起嘴里疼痛。

自我护理要点

因口腔溃疡或伤口引起的疼痛，通常会在 7~10 日后痊愈。如果疼痛长时间持续，应及时就医咨询。

使用不适合口腔大小的牙刷也会导致口腔受伤或肿胀，应根据自己口腔的大小及形状选择尺寸合适的产品。

口腔溃疡、口干燥症、口腔念珠菌病等疾病一般是因营养不良、脱水、免疫力低下导致的，平常应注意饮食均衡。

生活中应养成保持营养均衡、多喝水、不要积攒太多的疲劳和压力、适度休息的习惯。

34 / 口臭

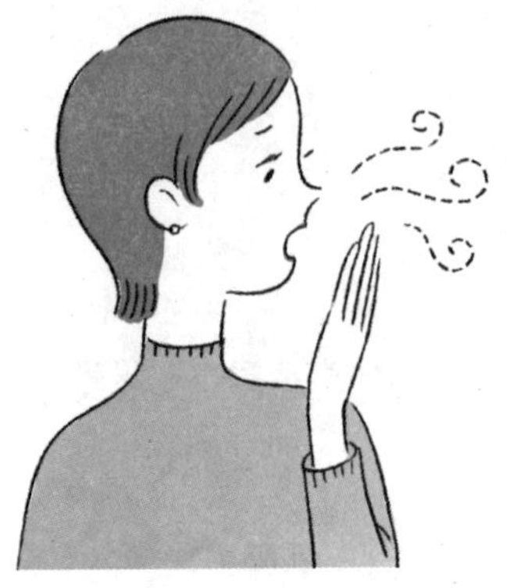

具体症状

- 暂时性口臭
- 慢性且臭味强烈的口臭

可能引起此类症状的疾病

牙周病（警惕度☆）

感染牙周病菌引起炎症的疾病。常见症状有牙龈肿胀、牙龈萎缩、牙齿松动、严重口臭等。此外，口腔中的细菌炎症物质还会在全身引发各种问题。

糖尿病（警惕度☆☆）

以长期高血糖为主要表现的一种代谢性疾病。常见症状有血管退化、视力下降、肾功能退化等各种全身性症状。口臭也是糖尿病会引起的症状之一。

鼻窦炎（警惕度☆）

鼻窦黏膜发生慢性炎症的疾病。患者会持续流鼻涕、鼻塞，鼻呼吸困难。可能同时伴有味觉异常、睡眠障碍、化脓、鼻子疼痛、口臭等症状。

口腔癌（警惕度☆☆☆）

口腔内长出恶性肿瘤的疾病。常见症状有起硬包、疼痛、肿胀、轻度刺激也会引起出血等。还可能因细菌感染而散发恶臭。

症状出现的原因

口臭大多是空腹、紧张、刚起床时未刷牙引起的。唾液分泌减少会导致口腔中挥发性硫黄化合物分泌增多，从而导致口臭。

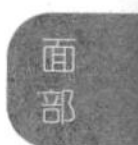

月经、怀孕等因素导致的激素水平变化也可能会引起口臭。

牙周病、龋齿、牙结石等牙齿相关的疾病也会导致口臭。

此外，呼吸系统疾病、消化系统疾病、肝脏疾病、鼻喉部疾病、糖尿病等全身性疾病也经常会引起口臭。

自我护理要点

当唾液分泌不足导致口腔内干燥，就容易促使细菌繁殖，从而引起口臭。所以平常应注意多补充水分。

此外，牙齿、舌头等处的卫生状况差也会使得细菌容易繁殖引起口臭。因此每天做好口腔清洁非常重要。

如果即使做好了牙齿清洁仍然有口臭或长期有口臭，可能是得了牙病或鼻部疾病，或是得了糖尿病、口腔癌等重病，请务必就医咨询。

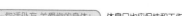

35 / 口内、牙龈出血

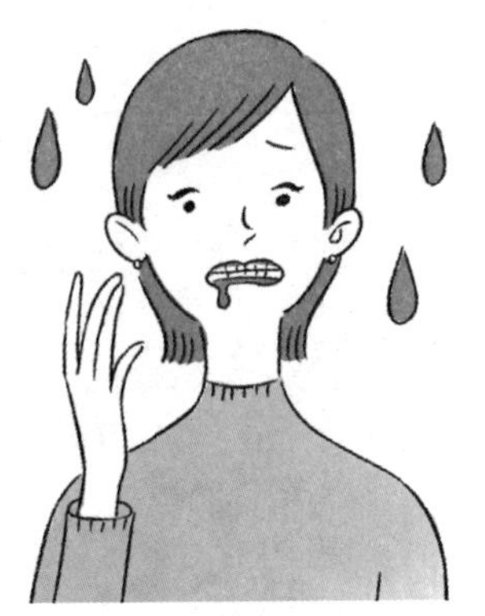

具体症状

- 牙龈出血
- 舌头或口腔壁等口腔内黏膜出血

可能引起此类症状的疾病

牙周病（警惕度☆）

感染牙周病菌引起炎症的疾病。常见症状有牙龈肿胀、牙龈萎缩、牙齿松动、严重口臭等。此外，口腔中的细菌炎症物质还会在全身引发各种问题。

白血病（警惕度☆☆☆）

造血系统的恶性肿瘤，无法正常制造血液的疾病。常见症状有贫血、呼吸困难、心悸、倦怠感、瘀血、流鼻血、牙龈出血等。

口腔癌（警惕度☆☆☆）

口腔内长出恶性肿瘤的疾病。常见症状有起硬包、疼痛、肿胀、轻度刺激也会引起出血等。还可能因细菌感染而散发恶臭。

舌癌（警惕度☆☆☆）

舌头长出恶性肿瘤的疾病。肿瘤大多长于舌头两侧。常见症状有舌头糜烂、变色、异样感、疼痛、出血、麻痹、起小疙瘩、口腔溃疡等。

症状出现的原因

刷牙时过于用力可能会伤害牙龈或口腔黏膜，从而导致出血。

吸烟会导致牙龈发炎，诱发牙周病、龋齿等，也会让牙龈更容易出血。

牙龈出血最常见的原因就是牙周病。口干燥症、磨牙、咬合错位、更年期、怀孕带来的激素紊乱也会引起牙龈出血。

此外，白血病、口腔癌等事关生命的重病也会导致牙龈出血。

自我护理要点

为防止刷牙时对口腔造成伤害，应选择适合口腔大小的牙刷动作轻柔地刷牙。

得了牙周病，如果放任不管，不单要承担有可能失去牙齿的后果，还可能导致各种全身性疾病。因此如果出现牙龈出血症状，应及时就医咨询。

吸烟会引起牙周病等各种涉及牙齿与牙龈的疾病，还会伤害口腔黏膜、舌头、喉咙等组织，诱发癌症。此外，吸烟还常常会导致口臭或味觉失常等。因此为了保持牙齿和口腔健康，应避免吸烟。

口腔内壁、喉咙、舌黏膜出血多是各种全身性疾病导致的，应及时就医咨询。

一句话处方 关爱你的身体！ 甜食容易使人上瘾。葡萄糖毒性会导致抑郁。

36 / 牙齿与牙龈异常（疼痛、松动）

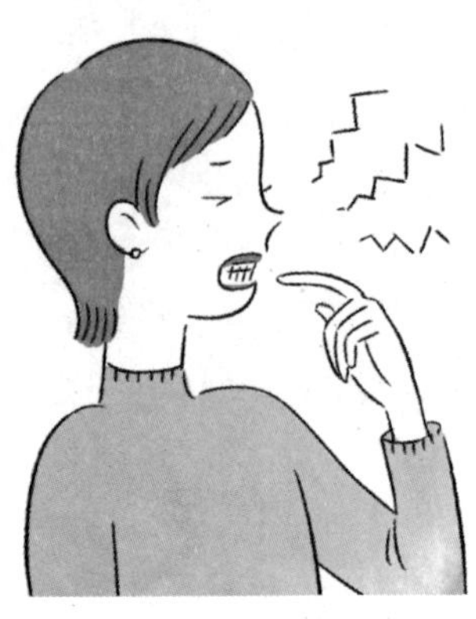

具体症状

- 牙齿疼痛
- 牙齿松动
- 牙齿有浮出感
- 牙龈疼痛
- 牙龈萎缩

可能引起此类症状的疾病

牙周病（警惕度☆）

感染牙周病菌引起炎症的疾病。常见症状有牙龈肿胀、牙龈萎缩、牙齿松动、严重口臭等。此外，口腔中的细菌炎症物质还会在全身引发各种问题。

龋齿（警惕度☆）

牙垢上的细菌产生的酸侵蚀牙齿的疾病。病情发展至一定程度时不仅会牙痛，还会引发神经痛，牵连鼻子和脸颊疼痛、肿胀。

牙本质过敏症（警惕度☆）

覆盖在牙齿表面的牙釉质受损，牙龈萎缩，令有神经经过的牙本质暴露出来的疾病。吃热的或冷的食物时会感到疼痛。

牙龈脓肿（警惕度☆☆）

牙齿表面或牙龈之间残留的齿垢中的细菌感染牙龈，使得牙龈化脓。常见症状有牙龈红肿、疼痛、出血、化脓等。

症状出现的原因

牙齿表面、牙缝、牙齿与牙龈之间非常容易在不知不觉间附着牙菌斑，其中的牙周病菌会产生有害物质，使得牙龈发炎，引起牙周病。

牙周病会导致牙龈炎，从而引起牙龈红肿、出血。如病情进一步恶化，则会导致支撑牙齿的骨头等组织遭到破坏，引起牙齿松动、疼痛、口臭、牙龈萎缩等问题，最终可能导致牙齿脱落。

此外，龋齿、牙本质过敏症等导致的牙神经敏感也会引起牙痛。

自我护理要点

要想预防龋齿和牙周病，不仅要清洁牙齿表面，还应用牙线等工具清洁牙缝及龈沟，这一点非常重要。

吸烟和过度摄入白糖等生活习惯都会使得牙周病进一步恶化，应注意尽量控制。

刷牙太过用力会损伤牙釉质，更容易引发牙本质过敏症并伤害牙龈，因此刷牙时应注意动作轻柔。

要保护牙齿，除了每天注意清洁以外，还应去找牙科医生进行专业护理。定期去牙科诊所护理牙齿有助于保持健康的口腔环境。

此外，龋齿和牙本质过敏症的症状非常相似，普通人难以分辨，应及时就医咨询。

一句话处方 关爱你的身体！ 发生便秘时应多补充水分。

37／口渴

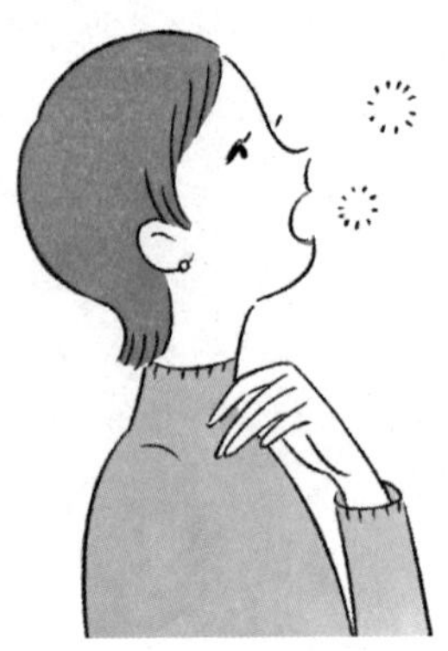

具体症状

- 口腔干燥
- 饮水后仍马上会感到口渴

可能引起此类症状的疾病

更年期综合征（警惕度☆）

女性因卵巢功能衰退导致雌激素分泌急剧减少，从而引发各种身心问题的疾病。常见症状有月经周期紊乱、潮红、出汗异常、口渴、心悸、烦躁不安等。

口干燥症（警惕度☆）

因唾液分泌不足、急速脱水等导致口渴的疾病。常见症状有舌头、口腔疼痛，说话、吞咽困难，味觉异常等。

干燥综合征（警惕度☆☆）

一种自身免疫性疾病，导致无法分泌足够的泪液、唾液的疾病。常见症状有皮肤干燥、眼干燥、口干燥，还可能全身出现炎症。

甲状旁腺功能亢进症（警惕度☆☆）

甲状旁腺激素分泌过多，导致血液中钙浓度过高的疾病。会引发骨骼异常、尿路结石、口渴、头痛、烧心等高钙血症。

症状出现的原因

空腹、紧张或压力过大会导致唾液分泌减少，从而引发口渴。

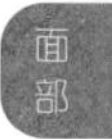

更年期综合征导致的多汗、雌激素分泌减少及尿频、压力过大等问题也经常会使得身体难以储存水分，从而引起口渴。

口干燥症、干燥综合征、甲状旁腺功能亢进症、糖尿病等疾病也会引起口渴症状。

口干燥可能会引发的次生问题有口腔内感到黏腻、疼痛、龋齿、牙垢增多、口臭、进食困难、语言障碍等。

自我护理要点

保持口腔湿润的方法有按摩唾液腺，做舌操、喉操，使用口腔保湿凝露代替唾液等。

吃饭时应摄入足量的水分，尽量减少体内水分蒸发。增加室内湿度、佩戴口罩也可以缓解干燥，应养成良好的习惯。

尿频的人应注意少饮用含有咖啡因和酒精等有利尿成分的饮料。

如果采取上述措施后口渴症状仍没有改善，应考虑可能是疾病因素导致的，请及时就医咨询。

 早起 5 分钟，出门前多一分悠闲，为一天的自主神经平衡开一个好头。

38 / 吐血、血痰

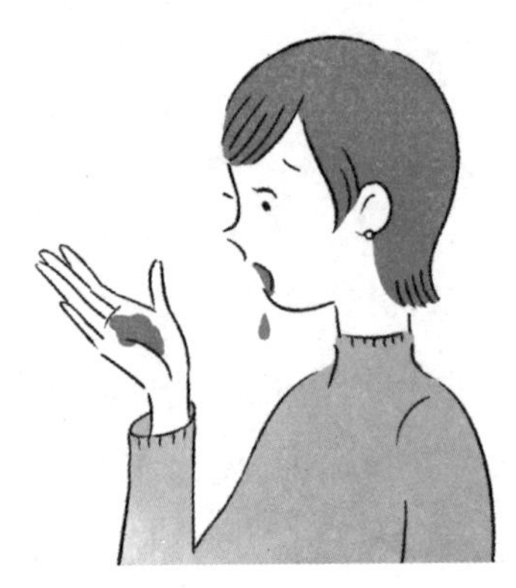

具体症状

- 大量吐血
- 痰或唾液中带血

可能引起此类症状的疾病

胃溃疡（警惕度☆☆）

保护胃壁的黏膜和胃酸分泌之间的平衡遭到破坏，使得胃黏膜出现溃疡的疾病。主要是压力、幽门螺旋杆菌感染等原因导致的。常见症状有恶心、胃痛、烧心、吐血等。

十二指肠溃疡（警惕度☆☆）

胃与小肠之间的十二指肠因胃酸过度分泌而出现溃疡的疾病。主要是压力、幽门螺旋杆菌感染、吸烟等原因导致的。常见症状有恶心、胃痛、吐血等。

食道癌、胃癌（警惕度☆☆☆）

食道和胃中长有恶性肿瘤的疾病。常见症状有胸口有异样感、体重减轻、胸口或背部疼痛等。病情恶化时会导致吐血。

慢性阻塞性肺疾病（COPD）（警惕度☆☆☆）

因吸烟或吸入空气中的有害物质，导致肺部出现炎症的疾病。常见症状有慢性咳嗽、咳痰、上下楼梯时呼吸困难。

症状出现的原因

吐血主要是食道、胃、十二指肠等消化器官出血导致的。

引起消化器官出血的疾病有胃溃疡、十二指肠溃疡、急性胃黏膜病变、胃癌、食道癌等。

出血量和血液颜色情况多样，但大量吐血有可能导致低血压、出血性休克等问题，甚至有可能危及生命。

如果只是少量吐血或是唾液和痰中带血，有可能是口腔内有伤口、牙龈出血、鼻血从口中流出导致的。

慢性阻塞性肺疾病、肺癌等疾病也有可能引起吐血。

自我护理要点

引发吐血的胃溃疡、十二指肠溃疡等消化器官疾病，致病原因有衰老、饮食生活紊乱、暴食、吸烟、饮酒、压力等，生活中应注意养成不给肠胃增添负担的习惯。

此外，患上胃溃疡、胃癌等疾病常常是因从家人等他人处感染了幽门螺旋杆菌。早期检查发现幽门螺旋杆菌应该及时做除菌治疗，可以预防胃病。

慢性阻塞性肺疾病、肺癌等会引致血痰的疾病多是因吸烟引起的，应尽量不要吸烟。

吐血很有可能是事关生命的重病引起的，如果有吐血症状，应立刻就医诊治。

一句话处方 关爱你的身体！ 要想减肥，吃饭时应先摄入蛋白质，再摄入碳水化合物。

39 / 打喷嚏、咳嗽不止

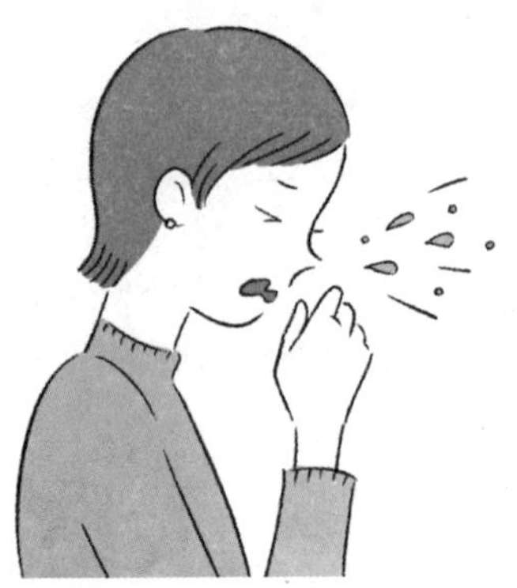

具体症状

- 频繁打喷嚏
- 咳嗽不止

可能引起此类症状的疾病

过敏性鼻炎（警惕度☆）

室内灰尘、螨虫、动物毛发等看起来无害的物质也有可能导致过敏引起炎症。常见症状有鼻塞、流水状鼻涕、打喷嚏等。也有季节性的过敏性鼻炎，例如因花粉等物质引起的。

咳嗽变异性哮喘（警惕度☆）

呼吸道黏膜出现炎症的疾病。通常因花粉、灰尘、水蒸气、PM2.5 等物质的刺激引起强烈咳嗽。疲劳和压力也有可能引起。放任不管会导致肺功能减弱。

慢性阻塞性肺疾病（COPD）（警惕度☆☆）

因吸烟或吸入空气中的有害物质，导致肺部出现炎症的疾病。常见症状有慢性咳嗽、咳痰、上下楼梯时呼吸困难。

肺炎（警惕度☆☆）

肺部感染细菌或病毒出现炎症的疾病。常见症状有咳嗽、咳痰、发热、胸痛、呼吸困难等。

症状出现的原因

打喷嚏是鼻子想要排出入侵异物或刺激物的生理现象。如果打喷嚏次数过多或长期持续，有可能是花粉或室内灰尘过敏引起炎症导致的，不要自行忍耐，应及时就医。

引起咳嗽的原因主要有感冒（急性上呼吸道感染）、流感、过敏反应引起喉咙发炎等，慢性阻塞性肺疾病（COPD）、肺炎、咳嗽变异性哮喘等肺部问题也会引起咳嗽。

如果长时间持续咳嗽，伴有咳痰、呼吸困难等症状，有可能是患了肺部疾病，应及时就医咨询。

自我护理要点

预防会引起咳嗽的呼吸道炎症，需要多补充水分。应注意给房间增加湿度或勤打扫房间，尽量减轻喉咙的负担。

应多吃对喉黏膜有保护功效的食物（如蜂蜜、生姜、香菇、萝卜、莲藕等）。

此外，吸烟可能会引起慢性阻塞性肺疾病（COPD），损伤肺功能。吸烟者如有慢性咳嗽的症状，应控制吸烟。

过敏性的咳嗽或打喷嚏，应尽快就医接受治疗。平常要注意尽量不要吸入过敏性物质，这一点非常重要。

一句话处方 关爱你的身体！ 睡觉前举行一些“入眠仪式”，如读书、拉伸，可以更快入眠。

40 / 无法正常说话

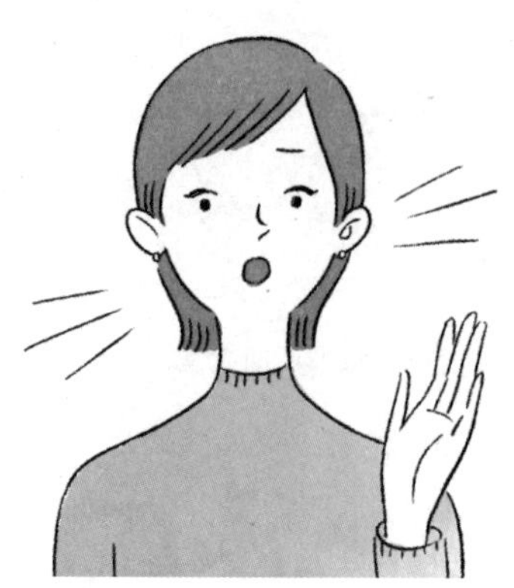

具体症状

- 语调不正常
- 张不开嘴
- 无法说出话
- 舌头打卷

可能引起此类症状的疾病

脑卒中（警惕度☆☆☆）

因脑血管破裂或堵塞而引起脑损伤的疾病。常见症状有脑梗死、脑出血、蛛网膜下腔出血等。如果问题出在掌管语言的大脑区域，就会导致无法正常说话。可能会有失语症等后遗症。

帕金森病（警惕度☆☆☆）

脑内的神经递质多巴胺分泌减少，导致身体无法自如运动的疾病。常见症状有手足颤抖、肌肉紧张、动作迟缓、无法正常说话等。

肌萎缩侧索硬化（ALS）（警惕度☆☆☆）

部分运动神经元受损的疾病。患者有手足无力、肌肉萎缩等症状，且会逐渐扩展至全身。口腔、喉咙肌肉也会逐渐萎缩，出现无法正常说话、喉咙堵塞等症状。

发声障碍（警惕度☆）

舌头、嘴唇无法自如动作的疾病。常见症状有声音变小、发音不清楚、舌头打卷等。

症状出现的原因

无法正常说话的原因主要有两种，一种是大脑掌管语言的部分出现问题，另一种是掌管身体肌肉动作的脑神经或口舌神经出现问题。

引起大脑出现问题的疾病有脑血管破裂或堵塞导致的脑梗死、蛛网膜下腔出血等，可能会出现无法正常说话的症状。其他原因还有脑内神经递质减少导致无法自如控制身体的帕金森病等。

导致身体、口舌肌肉无法自如运动的肌萎缩侧索硬化（ALS），以及导致唇舌无法自如运动、发声变得困难的发声障碍，也会出现无法正常说话的症状。

自我护理要点

如果出现无法自如说话、口腔难以做出动作的症状，应迅速就医诊治。放任不管可能会危及生命或留下后遗症，一定要多加注意。

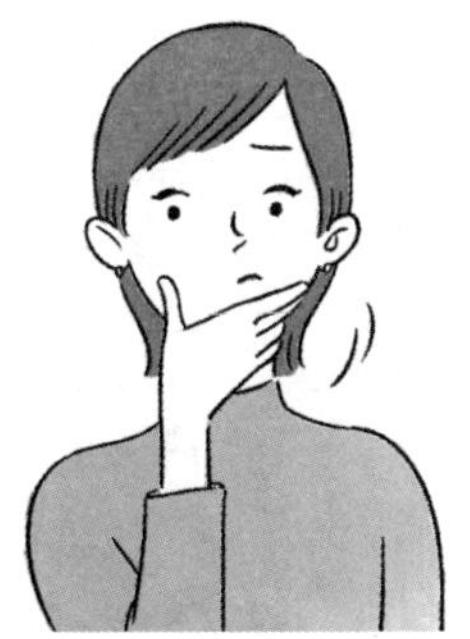

41 / 无法发声、声音嘶哑

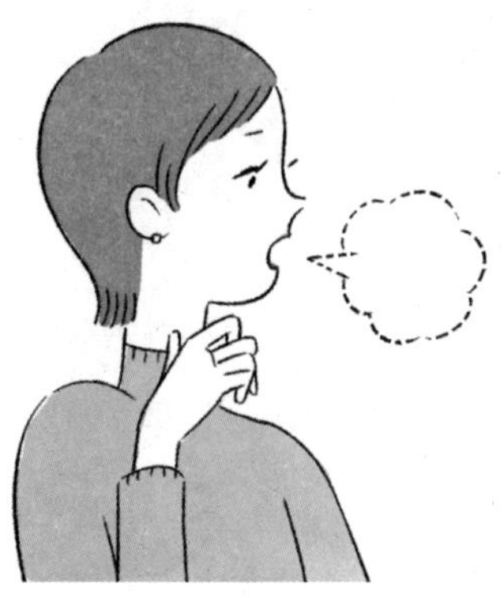

具体症状

- 声音嘶哑
- 无法高声说话

可能引起此类症状的疾病

声带息肉（警惕度☆）

过度使用声带导致声带上长出多余肿物的疾病。常见症状有声音嘶哑、声音变小等。放任不管可能会使肿物变大，甚至可能引起呼吸困难。

声带结节（警惕度☆）

过度使用声带导致声带上长出小突起的疾病。常见症状有声音嘶哑、无法高声说话等。

桥本病（警惕度☆☆）

自我免疫功能出现问题导致甲状腺慢性发炎的疾病。会出现甲状腺肿胀、声音嘶哑、低血压、没精神、皮肤干燥、浮肿、月经不调、记忆力低下等各种症状。

喉头癌（警惕度☆☆☆）

位于鼻子深处至喉咙间的喉头处发生恶性肿瘤的疾病。肿瘤会导致声带出现问题，引起声音嘶哑等症状。

症状出现的原因

吸烟、喝酒、大声说话、长时间说话等过度使用声带的行为都可能会引起声带不适，导致暂时性的声音嘶哑或异常。

引起声音异常的疾病有感冒（急性上呼吸道感染）、流感、急性咽喉炎、急性喉炎、甲状腺功能减退症、声带息肉、声带结节、喉头癌等。

如果是咽喉疾病导致的声音异常，会出现慢性异变，多伴有咳嗽、咽喉痛、异样感等其他症状。

自我护理要点

预防声音嘶哑，应注意不要吸烟、饮酒，尽量不给咽喉增添负担。咽喉黏膜干燥会导致声音嘶哑症状进一步加重，因此咽喉黏膜保持湿润非常重要，可以使用加湿器和吃润喉糖等。

积极食用可以保护咽喉黏膜的食物（如蜂蜜、生姜、香菇、萝卜、莲藕等）也十分有效。

此外，如果出于您的职业或兴趣需要，您要长时间使用声带，就很有可能导致咽喉出现慢性炎症，进而长出声带息肉，应多加注意。

如果声音异常长时间持续并伴有其他症状，则有可能是声带患了某种疾病，应及时就医咨询。

【专 栏】

找回活力重获健康！温馨建议 ②

正确洁面是一切美容的基础

您有没有过度洁面？
洁面的技巧

和肠道菌群一样，脸部皮肤上生存着有益菌、有害菌和中性菌，三种定植菌保持一定平衡存在于皮肤上。其中美容最需要的是有益菌中的表皮葡萄球菌，它可以产出帮助皮肤保持湿润的丙三醇、帮助皮肤保持弱酸性的脂肪酸、具有抗菌作用的肽等成分。

如果洁面或保湿等护肤工作出现问题，就会使得皮肤上的表皮葡萄球菌减少，破坏定植菌平衡，从而导致皮肤干燥、老化、粗糙等问题。洁面应根据个人肤质调整，包括夜晚卸妆在内，使用起泡洁面产品进行洁面应一天不超过一次。早晨使用温水简单冲洗一下即可去除掉面部多余的油脂。擦脸时不要用毛巾使劲摩擦，轻轻按压几下即可将多余的水分擦去。

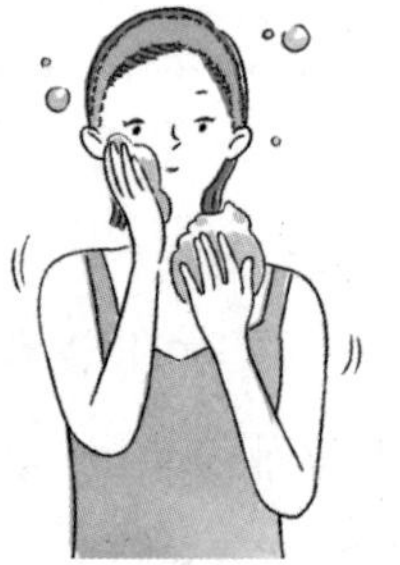

此外，由存在于细胞之间的神经酰胺（细胞间脂质）、保护角质表面的皮脂膜等构成的皮肤屏障可以保护皮肤免受外部异物入侵，并起到保湿的作用。如果护肤方法有误，就有可能损伤重要的皮肤屏障，从而引发皮肤干燥和粗糙问题。

使用含有神经酰胺成分的美容液或乳液进行保湿会比使用化妆水效果更好。有益菌中的表皮葡萄球菌可以受到汗液的滋养，多泡澡、运动出汗也是美容的秘诀。

第3章

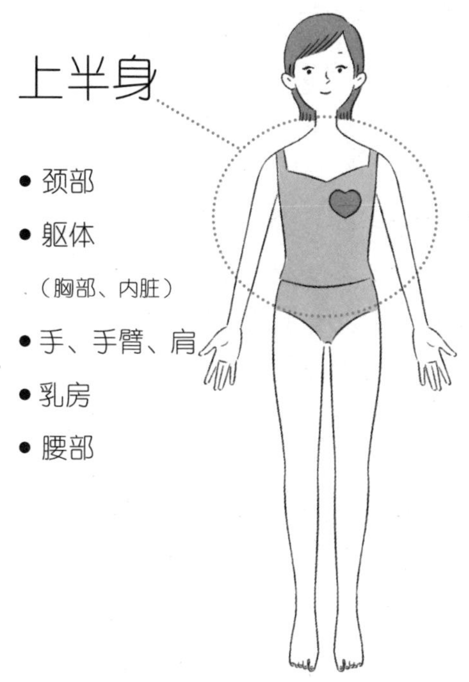

上半身的问题不仅存在于身体表面，还可能存在于内部脏器。

即使我们无法依靠肉眼看见问题，

只要注意观察也一定会发现某些征兆。

千万不要掉以轻心，有疑虑就应该尽早消除。

1 / 颈部僵硬

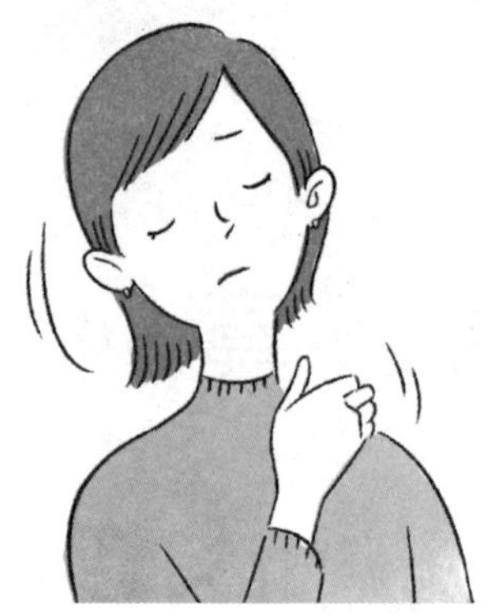

具体症状

- 颈部僵硬疼痛
- 颈部肌肉僵硬冰冷

可能引起此类症状的疾病

更年期综合征（警惕度☆）

女性因卵巢功能衰退导致雌激素分泌急剧减少，从而引发各种身心问题的疾病。常见症状有月经周期紊乱、潮红、出汗异常、口渴、心悸、烦躁不安等。

心肌梗死（警惕度☆☆☆）

承担为心脏输送血液职责的冠状动脉因动脉硬化等原因出现供血急剧减少或中断，心脏肌肉因供血不足而坏死的疾病。患者会感到强烈的胸痛，有呕吐感，放任不管会出现呼吸困难、失去意识等症状，常可危及生命。

癌症（警惕度☆☆☆）

身体内长有恶性肿瘤的疾病。如果肿瘤长在上半身，就有可能出现颈部僵硬的症状。

症状出现的原因

长期驼背，看电脑、看手机时保持同一姿势时间过长等生活习惯会给颈部肌肉带来很大的负担，使颈部肌肉僵硬。

如此一来，就会引起血液循环不畅或身体发冷等问题，导致颈部肌肉变硬，经过颈部的血液、神经、淋巴液通行不畅，从而引发各种问题。

此外，头部连接身体各部位的自主神经也经过颈部，自主神经非常重要，颈部问题会使得自主神经平衡更容易遭到破坏，从而引发头痛、眼睛疲劳、眩晕、忧郁等各种症状。

最后，心肌梗死、癌症等疾病也可能会引起颈部僵硬。

自我护理要点

颈部肌肉承担支撑头部重量的职责，是非常容易僵硬的部位。日常坐卧行走应注意采用不给肩颈增添额外负担的姿势。

通过运动等锻炼肩颈肌肉，促进血液循环，可以使肩颈不那么容易僵硬。

女性更容易因更年期综合征或自主神经紊乱而导致颈部僵硬，日常生活中更应注意做好健康管理。

如果对肩颈僵硬放任不管，仰头时就会有异样感，或觉得头很重、心情不畅、手臂无力等，应多加注意。

一句话处方 关爱你的身体！ 化妆品开封后应尽快用完，以防变质。

2 / 颈部疼痛

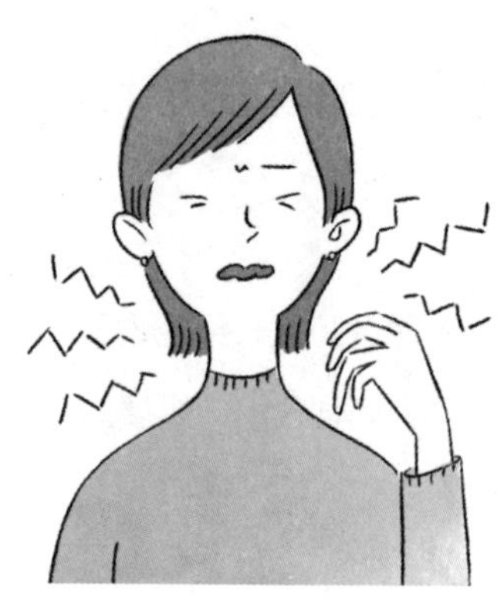

具体症状

- 颈部整体疼痛
- 颈部单侧疼痛
- 颈部肌肉或筋疼痛

可能引起此类症状的疾病

颈椎间盘突出症（警惕度☆☆）

因年龄增长、体态不正确、运动等因素导致颈部压力大，从而引发颈椎之间的椎间盘突出的疾病。常见症状有颈部、肩部、手臂感到疼痛、麻痹等。

颈椎病（警惕度☆）

颈椎之间的椎间盘随着年龄增长或持续承受压力出现变形，压迫脊髓或神经根的疾病。常见症状有颈部疼痛、手臂麻痹、钝痛、手难以动作等。

脊椎肿瘤、脊髓肿瘤（警惕度☆☆☆）

脊椎或脊髓长有肿瘤，压迫脊髓或神经根的疾病。常见症状有手足神经痛、麻痹、肌肉萎缩等。肿瘤有良性和恶性之分。

脊椎化脓性骨髓炎（警惕度☆☆）

脊椎因感染结核菌或葡萄球菌等出现炎症而引发化脓的疾病。容易在患糖尿病或肝功能出现问题等免疫力下降时感染。常见症状有疼痛、高热、手足麻痹等。

症状出现的原因

颈部疼痛可以分为神经性疼痛、骨骼或肌肉异常引起的疼痛两种。

最常见的是肩膀重度僵硬或落枕引起的颈部疼痛。

脊椎从颈部延伸至腰部，由椎骨堆积组成。如果颈骨因意外或长期体态不良而承担较大压力，或是承担缓冲作用的椎骨之间的“软垫”椎间盘因年龄增长等原因变形、受损，从而压迫神经或神经根，就有可能产生强烈的疼痛或麻痹。

此外，脊椎肿瘤、脊髓肿瘤、脊椎化脓性骨髓炎、类风湿性关节炎、斜颈、颈椎后纵韧带骨化症、黄韧带骨化症等众多疾病也都可能引起颈部疼痛。

自我护理要点

长期驼背或以不良姿势伏案工作，都会给肩颈造成负担，可能导致肩颈疼痛，若放任不管会对脊椎造成伤害，有可能引起颈椎病、颈椎间盘突出症等疾病。日常生活中应注意保持正确的体态，减轻颈部的负担。

此外，使用适合自己体型和睡姿的枕头可以降低落枕的可能性。

如果颈部持续疼痛，或伴有手足疼痛、麻痹等其他症状，请务必不要自行忍耐，及时就医咨询。

3／颈部麻痹、抽筋

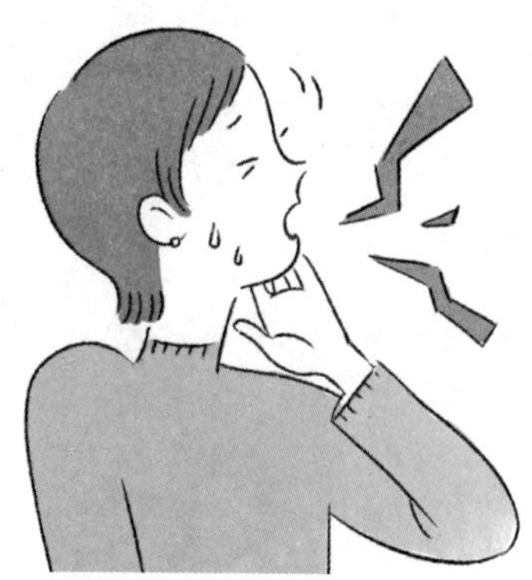

具体症状

- 肩颈麻痹
- 颈部抽筋

可能引起此类症状的疾病

颈椎间盘突出症（警惕度☆☆）

因年龄增长、体态不正确、运动等因素导致颈部压力大，从而引发颈骨（颈椎）之间的椎间盘突出的疾病。常见症状有颈部、肩部、手臂感到疼痛、麻痹等。

颈椎病（警惕度☆）

颈椎之间的椎间盘随着年龄增长或持续承受压力出现变形，压迫脊髓或神经根的疾病。常见症状有颈部疼痛、手臂麻痹、钝痛、手难以动作等。

脊椎肿瘤、脊髓肿瘤（警惕度☆☆☆）

脊椎或脊髓长有肿瘤，压迫脊髓或神经根的疾病。常见症状有手足神经痛、麻痹、肌肉萎缩等。肿瘤有良性和恶性之分。

症状出现的原因

颈部肌肉变得僵硬后会压迫颈部神经，可能引起麻痹或疼痛。

脊椎从颈部延伸至腰部，由椎骨堆积组成。如果颈骨因意外或长期体态不良而承担较大压力，或是承担缓冲作用的椎骨之间的“软垫”椎间盘因年龄增长等原因变形、受损，从而压迫到神经或神经根，就有可能引发麻痹（颈椎椎间盘突出症、颈椎病等）。

颈部抽筋多因血液循环不良导致肌肉寒凉僵硬引发。

此外，还可能由颈部肌肉因年龄增长萎缩导致。

自我护理要点

日常生活中应注意多保持正确体态，尽量减轻脊椎和颈部肌肉的负担。

颈部肌肉萎缩会导致颈骨和肌肉更易承受压力，应注意适量运动。

如果麻痹感强烈或长期持续，应考虑可能是得了某种疾病，应及时就医咨询。

此外，颈部发生抽筋时，应保持不动，不要揉搓患处，采用温敷缓解。

平常应注意不要让颈部肌肉长时间处于疲劳状态，应保持正确的体态，适量运动，防止肌肉萎缩，养成良好的生活习惯。

4／胸堵、胸痛

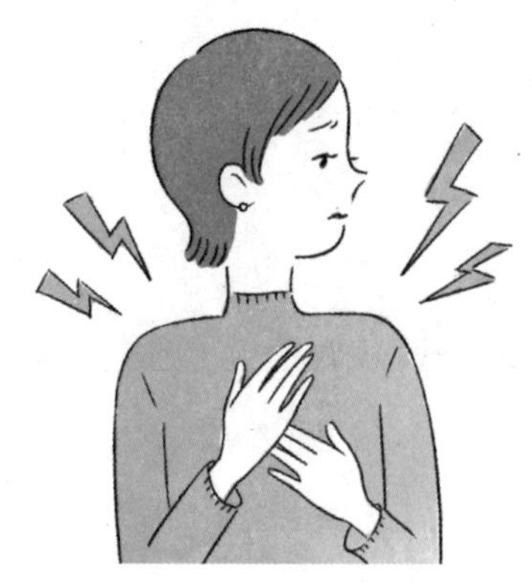

具体症状

- 心绞痛
- 强烈胸痛
- 吸气时胸痛

可能引起此类症状的疾病

颈椎间盘突出症（警惕度☆）

位于肋骨周围的肋间神经因各种原因出现疼痛的症状。疼痛可能是锐痛、闷痛、刺痛等。

心肌梗死（警惕度☆☆☆）

承担为心脏输送血液职责的冠状动脉因动脉硬化等原因导致供血急剧减少或中断，心脏肌肉因供血不足而坏死的疾病。患者会感到强烈的胸痛，有呕吐感，放任不管会出现呼吸困难、失去意识等症状，常可危及生命。

急性肺栓塞（警惕度☆☆☆）

承担为肺输送血液职责的肺动脉因来自腿部等处的脱落栓子而堵塞的疾病。常见症状有无法呼吸、呼吸时胸痛、冷汗、呼吸困难等。

带状疱疹（警惕度☆☆）

当人体免疫力低下时，潜伏在体内的水痘－带状疱疹病毒引起炎症的疾病。患者的身体、面部会起水疱状的湿疹，皮肤刺痛且伴有强烈痒感。

症状出现的原因

胸痛的原因有很多，可主要考虑自主神经紊乱以及肺部、心脏、血管、胃肠、食道等部位的问题。

引起胸痛的肺部疾病主要有气胸、肺炎、急性肺栓塞、胸膜炎等。

心脏、血管等部位的疾病主要有心肌梗死、主动脉夹层等。此外，还有因激烈运动等带给心脏过大压力时引起的缺血性心脏病等。这些心脏疾病也会引起强烈的胸痛。

除此之外，带状疱疹、肋间神经痛、反流性食管炎等也可能引起强烈的胸痛。

自我护理要点

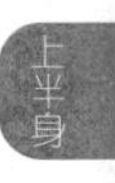

胸堵、胸痛大多是心因性的肋间神经痛等原因导致的，但是自己较难分辨出病因，在就医咨询后，应尽量养成不会对身心造成太大负担的生活习惯。

此外，平常运动不足或患有代谢异常综合征的人如果忽然开始进行跑步等强度较高的运动，有可能对心脏造成较大负担，引发缺血性心脏病，所以一定要从强度较低的运动开始，逐渐让身体习惯。

因心肺、血管问题引起的胸痛很可能是重大疾病的征兆，一定要立刻就医咨询。

带状疱疹、反流性食管炎等疾病如果放任不管，症状也会恶化，应迅速就医咨询。

5 / 心悸、气短、呼吸困难

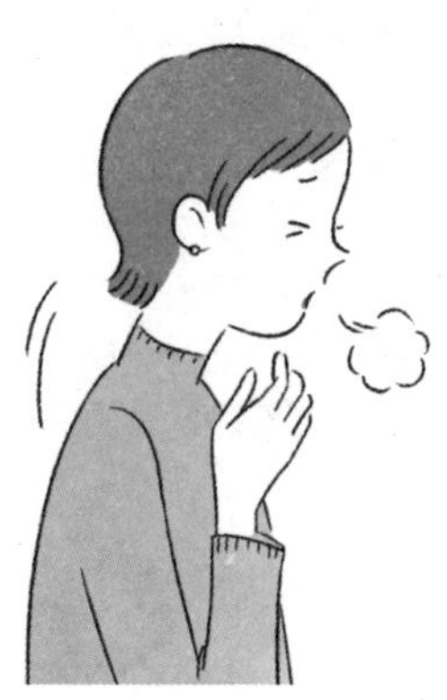

具体症状

- 没有激烈运动却感到心跳很快
- 睡觉时忽然感到心跳很快
- 稍微走几步路就感到气短
- 呼吸困难

可能引起此类症状的疾病

心律不齐（警惕度☆☆）

指挥心脏按照一定节奏跳动的微弱电流信号出现异常，导致心率被打乱的疾病。情况严重时可能会导致血液无法流向全身，引发心力衰竭、脑梗死等。

更年期综合征（警惕度☆）

女性因卵巢功能衰退导致雌激素分泌急剧减少，从而引发各种身心问题的疾病。常见症状有月经周期紊乱、潮红、出汗异常、口渴、心悸、烦躁不安等。

急性心力衰竭（警惕度☆☆☆）

心脏泵血功能衰竭，导致无法给全身输送必要的氧气和营养的疾病。常见症状有疲惫、浮肿、食欲不振、爬坡或爬楼梯时出现心悸、气短等。

缺铁性贫血（警惕度☆）

铁元素摄入不足引发的慢性疾病，可导致舌头出现炎症，舌乳头萎缩，舌上出现白色斑点或发红。常见症状有舌头肿胀、疼痛，味觉失常，头晕，贫血，呼吸困难，容易疲惫等。

症状出现的原因

心悸、气短主要考虑是心脏或血管问题引起的。心脏疾病主要有心律不齐、心肌梗死、心力衰竭等。如果是这些疾病导致的心悸、气短，通常还会伴随胸痛、头晕、失神等症状。血管疾病主要有主动脉瘤、下肢静脉曲张、主动脉夹层等。

激素分泌异常、更年期综合征、贫血、心因性原因也可能引起心悸、气短。

呼吸困难的成因也很多，但主要还是考虑因心肺问题引起。肺部疾病有支气管炎、气胸、肺炎等。心脏疾病除了会引起心悸、气短的那些以外，还有缺血性心脏病等。

此外，心因性原因导致的惊恐障碍也可能引起此类症状。

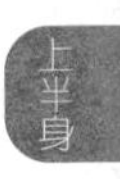

自我护理要点

出现心悸、气短症状时，应立刻停下动作，缓慢深呼吸，进行放松。如果症状反复发生，则考虑可能是疾病引起，应及时就医咨询。

呼吸困难可能是重度疾病导致的，应立刻就医。

当然，呼吸困难很多时候还是因各种生活习惯问题导致的，比如没有好好吐气、慢性驼背压迫到内脏、压力导致膈或肋骨出现问题等。

如果症状不是由疾病引起，而是由心因性或生活习惯问题引起的，就应该注意规律生活、保持体态正确并适度运动。

一句话处方 关爱你的身体！ 上扬嘴角可以让副交感神经占据主导地位，从而让心情稳定下来。

6 / 胃部异常

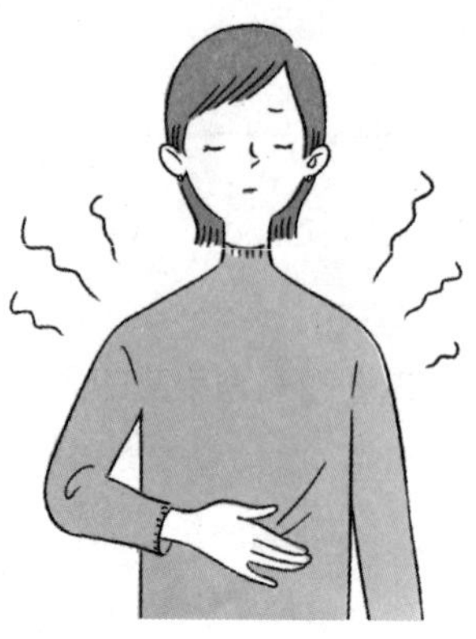

具体症状

- 想吐
- 胃胀
- 反胃、烧心
- 不消化

可能引起此类症状的疾病

感染性胃炎、感染性肠炎（警惕度☆）

胃肠感染病毒或细菌出现炎症，引起胃肠功能障碍的疾病。常见症状有恶心、突然呕吐、腹泻、发热等。其中一些病毒感染性很强，例如诺如病毒。

功能性消化不良（警惕度☆）

无炎症等特殊原因导致的上腹疼痛、胃胀、消化不良的慢性疾病。

胃溃疡、十二指肠溃疡（警惕度☆☆）

压力、幽门螺旋杆菌等原因导致胃酸分泌和胃黏膜间的平衡遭到破坏，使得胃黏膜、十二指肠黏膜出现炎症的疾病。常见症状有上腹痛、侧腹痛、胃胀、消化不良、烧心、血便等。

反流性食管炎（警惕度☆☆）

胃酸或肠液反流引起食管黏膜损伤性炎症的疾病。常见症状有烧心、胃酸反流感、心窝痛、喉咙有异样感等。

症状出现的原因

消化器官受自主神经控制，因此很容易受暴饮暴食、过度饮酒、不规律生活、压力过大等不良生活习惯影响。自主神经紊乱或给胃肠增添过多负担，会使得胃肠功能衰弱，引起胃胀、消化不良、烧心、反胃等各种症状。

恶心、胃周围有异样感可能是食物中毒、胃炎、反流性食管炎、胃溃疡、胃癌等疾病引起的。如果伴有腹胀症状，则有可能是便秘或肠梗阻引起的。

此外，心肌梗死等循环器官问题也可能引起恶心症状。这种情况下通常伴随胸痛、出冷汗等症状。如果恶心的同时还伴随头痛症状，则可能是偏头痛、脑肿瘤、烟雾病等脑部疾病引起的。

自我护理要点

暴饮暴食、饮酒、吸烟、压力大、饮食不规律、睡眠不足、咖啡因摄入过量、药物副作用等因素都可能导致肠胃问题，应尽量控制。

很多人可能即使感到自己的肠胃出现了异常，却因为没有出现疼痛症状就对其放任不管。但其实这些症状有可能是重病的征兆，所以一旦发现异常就应该及时就医诊治。如果频繁出现这些问题，则更应考虑是疾病影响，不要自行忍耐，务必要及时就医。

烧心、胃胀、消化不良、恶心等症状长期持续，或伴有强烈或长期的恶心感、疼痛等其他症状时，则有可能是患了重病，应即刻就医。

7 / 身体疲倦

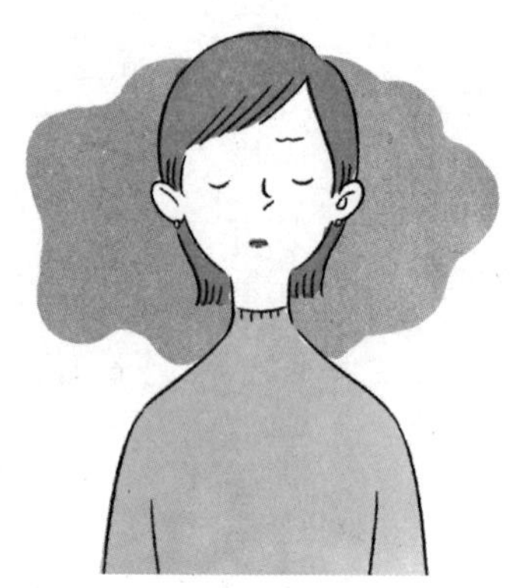

具体症状

- 总是觉得疲惫
- 感觉身体发沉
- 懒得动

可能引起此类症状的疾病

慢性疲劳综合征（警惕度☆）

因脑内炎症、大脑及神经细胞供血不足等引起强烈疲劳感的慢性疾病。可能伴有认知功能低下及睡眠障碍等。

抑郁症（警惕度☆☆）

因身心压力过大等各种原因导致大脑功能障碍的疾病。常见症状有疲劳感、睡眠障碍、精神抑郁、心态消极、对事物提不起兴趣、注意力低下等。

缺铁性贫血（警惕度☆）

铁元素摄入不足引发的慢性疾病，可导致舌头出现炎症，舌乳头萎缩，舌上出现白色斑点或发红。常见症状有舌头肿胀、疼痛，味觉失常，头晕，贫血，呼吸困难，容易疲惫等。

睡眠呼吸暂停综合征（警惕度☆）

睡眠过程中反复发生呼吸暂停及低通气量的疾病。全身供氧不足会导致心跳加快，给身体造成巨大负担。常见症状有白天疲惫、困倦、注意力低下等。

症状出现的原因

疲惫或疲劳感可能是因慢性疲劳、自主神经紊乱、低血压、贫血、营养不足等原因引起的，也有可能是心肺疾病、激素异常、更年期综合征、糖尿病、全身性疾病引起的。

抑郁症、焦虑症等心因性原因也可能引起此类症状。

此外，据说将近一半的日本人都自称感到疲惫，且疲劳的时间已持续 6 个月以上，这种慢性疲劳被称为慢性疲劳综合征。如果您也总感到疲惫，请不要自行忍耐，及时就医咨询。

自我护理要点

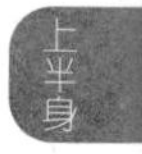

要消除疲惫和疲劳感，可以采用泡澡、芳香疗法、穴位按摩等适合自己的方法放松身心。

应注意不要让自己过于劳累，坚持良好的生活习惯，坚持适度运动。

此外，女性感到慢性疲劳还有一个常见原因是缺铁性贫血。女性会因为月经而导致身体内铁元素不足，所以日常生活中应多吃可以补充矿物质的食材（如肝脏、红肉、蛤蜊、牡蛎、大豆制品、海藻等）或营养辅助食品。

如果长期持续性感到疲惫，可能是患了某种疾病，应及时就医咨询。

8 / 恶寒、发热

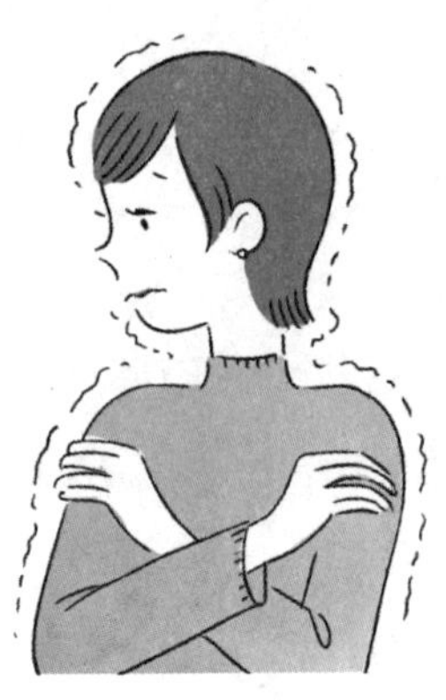

具体症状

- 身体发寒
- 持续低烧 37℃左右
- 发热 38℃以上

可能引起此类症状的疾病

急性肠胃炎（警惕度☆）

肠胃感染细菌或病毒出现炎症的疾病。常见症状有发热、腹泻、腹痛、呕吐等。

支气管炎（警惕度☆）

支气管感染细菌或支原体出现炎症的疾病。常见症状有呼吸困难、咳嗽、咳痰、发热、流涕、喉咙痛等。

胶原病（警惕度☆☆）

免疫细胞误将体内细胞当作敌人攻击的疾病。如类风湿性关节炎、系统性红斑狼疮、干燥综合征等。多会出现炎症性发热症状。

肺结核（警惕度☆☆）

肺部感染结核菌出现炎症的疾病。常见症状有发热、咳嗽、咳痰、有疲惫感等。病情发展至一定程度还可能出现血痰、吐血、胸痛等症状。

症状出现的原因

发热的原因除了感染病毒或细菌的感染性疾病外，还有可能是自身免疫性疾病、过敏、癌症等引起的。

有非常多的感染性疾病可能导致发热，如感冒（急性上呼吸道感染）、急性肠胃炎、支气管炎、流感、肺炎、肺结核、中耳炎、脑膜炎球菌感染等。自身免疫性疾病中，白塞综合征、类风湿性关节炎等胶原病也可能引起发热。金属过敏等过敏反应也可能引起发热。

此外，一些重病也可能引起发热，如慢性粒细胞白血病、慢性肾炎、败血症。

压力等心因性因素也可能导致暂时性的发热。

上半身

自我护理要点

如果发热持续两天以上，可能是得了感染性疾病或其他疾病，应及时就医诊治。

压力过大或过于疲惫时，免疫力就会低下，更容易感染病毒或细菌。日常生活中应注意保持良好的生活习惯，适量运动，锻炼好身体以抵御病毒或细菌的入侵。

多吃有助于提高免疫力的食物（香菇、蛋类、生姜、杏仁、大蒜、膳食纤维、纳豆、酸奶等）也很重要。如果要补充一些营养辅助食品，可以选择多种维生素或矿物质补充产品。

一句话处方 关爱你的身体！ 头发少，选择含有米诺地尔的食物或美容液生发效果会比较好。

9 / 流汗不止

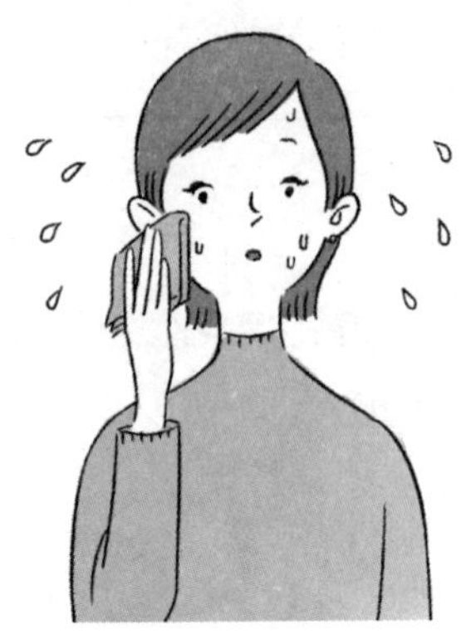

具体症状

- 身体某个部位出汗
- 全身出汗
- 出汗不止

可能引起此类症状的疾病

多汗症（警惕度☆）

压力、紧张、不安等因素导致交感神经占据主导地位，引起汗液分泌过剩的疾病。出汗的部位大多是面部、手心等特定位置，日本人最常见的是手心或足底有多汗症。

更年期综合征（警惕度☆）

女性因卵巢功能衰退导致雌激素分泌急剧减少，从而引发各种身心问题的疾病。常见症状有月经周期紊乱、潮红、出汗异常、口渴、心悸、烦躁不安等。

感染症（警惕度☆☆）

感染病毒或细菌引起炎症而发热的疾病。感染症的种类有很多，如感冒、流感、肺结核、急性肠胃炎等。

甲状腺功能亢进症（警惕度☆☆）

自身免疫功能受损导致促进身体代谢的甲状腺激素过度分泌引发的疾病。常见的症状有血压上升、心跳加快、心律不齐、心悸、大量出汗、脸色变红、月经不调、皮肤干燥、睡眠障碍等。

症状出现的原因

汗液是身体为了将体温降下来而分泌出的，分为全身性出汗和局部出汗。

激烈运动或感染病毒导致体内出现炎症发热，就有可能全身性大出汗。

此外，恐惧、紧张、兴奋等强烈心理压力也会导致出汗。日本人很多都有这种心因性的多汗症。

引起多汗症状的疾病有很多，如低血糖、恶性淋巴癌、棕色瘤等。

食用辛辣刺激的食物或通过运动提高代谢后也有可能会更容易出汗。

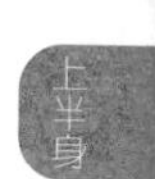

自我护理要点

交感神经活跃时身体就会分泌汗液，所以应该注意尽量减少压力，因为压力会导致交感神经活跃。日常生活中应多放松身心，疏解压力。

此外，过多摄入辛辣或很酸的食物、含有咖啡因的刺激性食物等，也会使得交感神经活跃，从而使得多汗症恶化，应尽量避免。

如果平常出汗过多到已经影响正常生活了，很可能是心因性的多汗症或意想不到的疾病引起的，应就医咨询。

很多人可能以为容易出汗是个人体质问题而直接放弃就医，其实并非如此。只要好好接受治疗，还是有可能改善症状的。

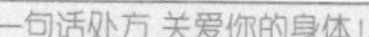

22 点之后就不要再进食了，否则很容易发胖。

10 / 皮肤痒

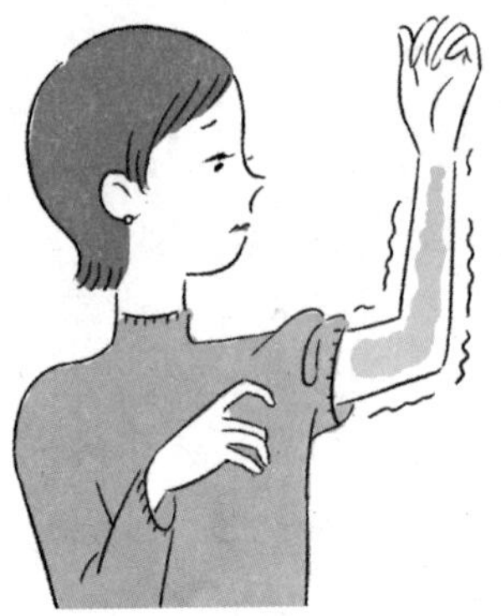

具体症状

- 皮肤痒
- 抽筋

可能引起此类症状的疾病

干燥性皮炎（警惕度☆）

极度干燥导致守护皮肤的屏障丧失功能引起的皮炎。干燥情况进一步恶化则有可能引起强烈的痒、发红、水肿等症状。

接触性皮炎（警惕度☆）

皮肤因接触某些物质受到刺激引发的皮炎。常见症状有发痒、起疹、发红、肿、皮肤发热等。接触性皮炎有过敏性皮炎、刺激性皮炎、光敏性皮炎等。

荨麻疹（警惕度☆）

受到过敏性物质（室内灰尘、花粉等）、精神压力等刺激引发的皮炎。常见症状有红色或粉色肿胀、发痒等。数小时后会消失，但大多还会复发。

寻常型银屑病（警惕度☆）

由于免疫功能低下或遗传性因素等引起皮肤新陈代谢过剩的疾病。常见症状有皮肤变厚，上层角质鳞状脱落等。

症状出现的原因

皮肤痒的常见原因有皮肤干燥、起疹子、发炎、蚊虫叮咬等。

荨麻疹和接触性皮炎等皮肤炎症也是导致皮肤发痒的常见疾病。

皮肤感染霉菌或细菌等出现炎症也会引起发痒。皮肤清洁产品、化妆品、金属等引起的刺激也会导致皮肤发炎发痒。

此外，寻常型银屑病等新陈代谢异常的情况也会引起皮肤发痒。

自我护理要点

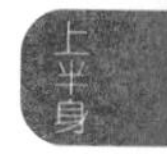

要预防干燥导致的炎症，应该注意保持室内湿度，做好皮肤的保湿工作。使用含有胶原蛋白、玻尿酸、神经酰胺的保湿产品效果会比较好。

此外，紫外线也会对皮肤屏障造成伤害，从而损伤皮肤屏障的保湿功能，应多加注意。

如果皮肤发痒伴有起疹、变红等症状，就是皮肤有炎症的证明。请不要自己抓挠，及时就医治疗。

毛巾或服装等接触皮肤的日用品应选择不会刺激皮肤的材质。使用皮肤清洁产品时还应注意不要残留。

11 / 湿疹、肿胀

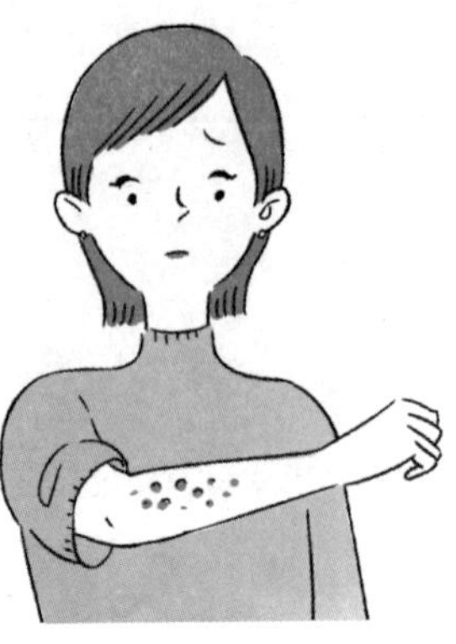

具体症状

- 长痘
- 皮肤红肿
- 痘痘变多，连成一片
- 长水疱

可能引起此类症状的疾病

荨麻疹（警惕度☆）

受到过敏性物质（室内灰尘、花粉等）、精神压力等刺激引发的皮炎。常见症状有红色或粉色肿胀、发痒等。数小时后会消失，但大多还会复发。

带状疱疹（警惕度☆☆）

当人体免疫力低下时，潜伏在体内的水痘－带状疱疹病毒引起炎症的疾病。患者的身体、面部会起水疱状的湿疹，皮肤刺痛且伴有强烈痒感。

接触性皮炎（警惕度☆）

皮肤因接触某些物质受到刺激引发的皮炎。常见症状有发痒、起疹、发红、肿、皮肤发热等。接触性皮炎有过敏性皮炎、刺激性皮炎、光敏性皮炎等。

寻常性痤疮（警惕度☆）

毛孔发生炎症，导致长出红色痘痘或脓疱的皮肤炎。皮脂分泌过多时，面部、背部、胸部等部位往往也会长。

症状出现的原因

湿疹和皮肤炎大多是因为外部刺激引起的，如紫外线、干燥、冷热等物理性刺激，清洁剂、化妆品等化学刺激，花粉、室内灰尘、植物类、虫、动物、金属等过敏物质刺激。

皮肤表面存在一层屏障，可以抵御细菌、病毒、灰尘等异物入侵，以及防止紫外线伤害、干燥等，如果皮肤的屏障功能受损或刺激过大，就会出现荨麻疹、皮疹、斑疹等湿疹或红肿。

此外，干性肤质、出汗异常、脂溢性皮炎、过敏体质等体质问题也可能引起皮肤炎症。

自我护理要点

湿疹的种类有很多，如小凸起、水疱、红肿等，除了发痒还可能伴随疼痛。

抓挠或揪挤湿疹会伤害皮肤，水疱破裂后可能会令症状进一步加重，所以一定不要给予湿疹外力刺激。某些种类的皮炎使用冰敷可能也会导致症状恶化，所以不要自己判断，及时就医诊治为好。

日常生活中应注意避免紫外线伤害和皮肤干燥，保持健康饮食等。保护好皮肤屏障，提高免疫力，就能更好地预防皮肤炎症。

12 / 手麻、难以做动作

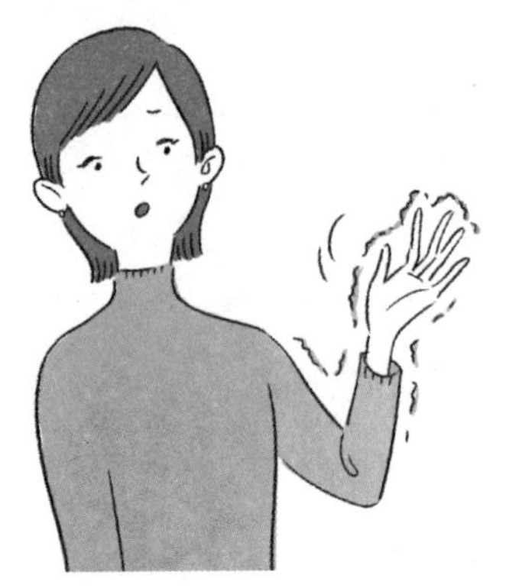

具体症状

- 刺痛、抽痛
- 感觉变得迟钝，比如感觉不到疼痛和寒冷
- 难以做动作，没有力气

可能引起此类症状的疾病

帕金森病（警惕度☆☆☆）

脑内神经递质多巴胺分泌减少，导致身体无法自如运动的疾病。常见症状有手足颤抖、肌肉紧张、动作迟缓、无法正常说话等。

颈椎间盘突出症（警惕度☆☆）

因年龄增长、体态不正确、运动等因素导致颈部压力大，从而引发颈椎之间的椎间盘突出的疾病。常见症状有颈部、肩部、手臂感到疼痛、麻痹等。

脑肿瘤（警惕度☆☆☆）

大脑内长有肿瘤的疾病。长有肿瘤的大脑部位功能会受到影响，引发各种症状。如果是掌管手足感知和运动功能的部位长了肿瘤，就会出现手、手臂麻痹的症状。

腕管综合征（警惕度☆）

过度用手等因素导致的腕管内神经出现异常的一种疾病。常见症状有拇指、食指、中指麻痹、疼痛，难以抓物等。

症状出现的原因

手部麻痹通常有两种情况，一是有刺痛的异样感，二是难以用力的运动麻痹。姿势不当或是长期重复做同样动作、过度使用肌肉和神经导致肌肉僵硬，都有可能导致手部麻痹、难以做动作的症状。

肩周炎等重度肩部、颈部僵硬尤其容易导致手腕和手部神经出现问题，引起麻痹症状。

如果症状为慢性的或反复发生，则可能是大脑、脊髓、手部周围神经出现问题或疾病。其中大脑疾病可能是脑出血、脑梗死、脑肿瘤、帕金森病等；脊髓疾病可能是颈椎病、颈椎间盘突出症、脊髓炎、脊髓肿瘤等；周围神经疾病可能是肩颈腕综合征、腕管综合征、糖尿病的并发症等。

上半身

自我护理要点

肩颈非常僵硬的人很容易出现手部麻痹或难以做动作的症状。日常生活中应注意保持正确的姿势，养成运动习惯。

不过，手部、手臂麻痹也有可能是重病的征兆，所以还是应该就医检查确认一下，特别是有其他并发症状时。

在工作中长时间使用电脑或重复做同样动作等过度用手的人非常容易出现手部神经异常，患上腕管综合征。

如果您属于这种情况，应该注意间隔一定时间休息一下，尽量减轻手部的负担。

13 / 手（全身）浮肿

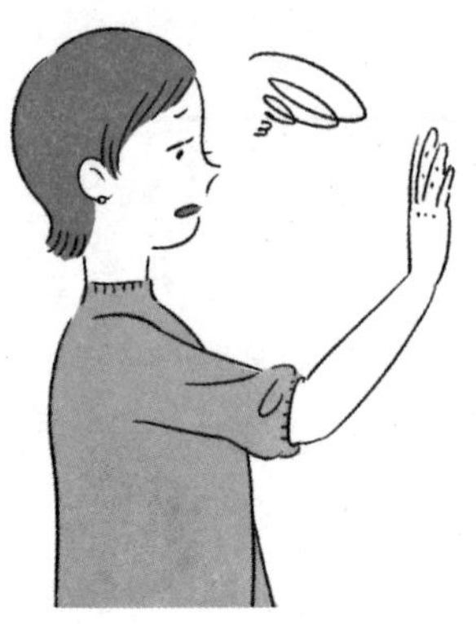

具体症状

- 按压皮肤会留下痕迹
- 晨起手部浮肿
- 夜间身体浮肿
- 总是身体浮肿

可能引起此类症状的疾病

心力衰竭（警惕度☆☆☆）

心脏泵血功能衰竭，导致无法给全身输送必要的氧气和营养的疾病。常见症状有疲惫、浮肿、食欲不振、爬坡或爬楼梯时出现心悸、气短等。

肾病综合征（警惕度☆☆）

由多种病因引起的以大量蛋白尿和低蛋白血症为主要特点的疾病。常见症状有水肿，血脂升高等。

肝硬化（警惕度☆☆☆）

因肝细胞发生变性、坏死、再生，肝内正常结构遭到破坏的疾病。初期症状不明显，但恶化后就会出现水肿、腹水、消化道出血等症状。如病情进一步恶化则可能引起肝癌。

甲状腺功能减退症（警惕度☆☆）

因促进身体代谢功能的甲状腺激素由于某种原因分泌不足导致的疾病。常见症状有浮肿、皮肤干燥、抑郁、无力、记忆减退、体重增加、有疲劳感、便秘、心脏功能衰退等。

症状出现的原因

人体的70%都是水分，如果因为某些原因破坏了体内的水平衡，细胞和细胞之间就可能积聚水分，导致浮肿。

摄入过多的盐分或水分、饮酒、长期保持同样的姿势等生活习惯也可能导致身体浮肿。

此外，淋巴液回流因各种原因受阻也会导致身体浮肿。

可能引起身体浮肿的疾病有心力衰竭、淋巴水肿等循环器官疾病，肾病综合征、肝硬化等肾脏、肝脏疾病，以及甲状腺功能低下症等甲状腺疾病。

上半身

自我护理要点

肌肉量少、代谢水平低的人更容易出现浮肿问题，应注意不要摄入太多盐分和水分。

适当运动增肌，提高代谢水平，可以改善容易浮肿的体质。

日常生活中应注意不要长期保持同样的姿势，定期活动身体。

如果出现慢性浮肿、尿量减少、心悸、气短、体重变化、食欲不振、重度疲劳等症状，应及时就医咨询。

一句话处方 关爱你的身体！ 脚踝内侧集中有很多对肾脏有效的穴位，温敷这一部位可以让肾脏恢复元气。

14 / 疼痛（皮肤、内部）

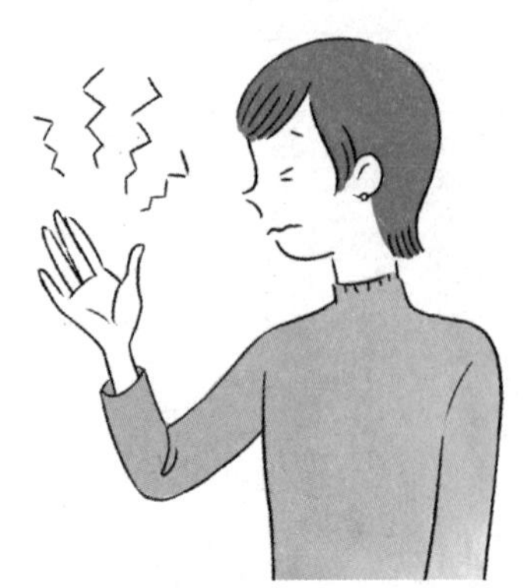

具体症状

- 特定的手指或指关节疼痛
- 肘关节以下疼痛
- 手腕疼痛
- 皮肤疼痛

可能引起此类症状的疾病

腱鞘炎（警惕度☆）

过度用手或使用手腕导致连接骨骼和肌肉的腱鞘擦伤发炎的疾病。常见症状有手腕及手指疼痛、肿胀、发热等。

腕管综合征（警惕度☆）

过度用手等因素导致的腕管内神经出现异常的一种疾病。常见症状有拇指、食指、中指麻痹、疼痛，难以抓物等。

类风湿性关节炎（警惕度☆☆）

人体内的免疫细胞误将体内细胞当作敌人而攻击全身的关节和骨骼的疾病。患者关节会遭到破坏，左右关节部位会发生肿胀并有强烈痛感，情况恶化后甚至会发生关节变形。

骨关节炎（警惕度☆☆）

指关节软骨因某种原因磨损、退化的疾病。常见症状有强烈疼痛、关节肿胀、变形等。具体有赫伯登结节（指远端指间关节的背侧软骨性、骨性肥大和屈曲畸形——译者注）、布夏尔结节（指近端指关节的结节状骨赘形成——译者注）、拇指腕掌关节炎等。

症状出现的原因

皮肤疼痛的原因可以考虑神经性疼痛、带状疱疹、纤维肌痛症等疾病。

手、手腕关节等手腕内部的疼痛大多是因为过度用手或手指，给关节、肌肉、神经、肌腱等增添太多负担引起的。

除了狭窄性腱鞘炎等腱鞘炎和腕管综合征，骨关节炎、类风湿性关节炎等疾病也会引起疼痛。

此外，急性动脉栓塞、肘管综合征、多发性肌炎、皮肌炎等疾病也有可能导致这类症状。

上半身

自我护理要点

过度使用手指或手腕会导致疼痛和功能障碍，病情恶化还可能导致骨关节炎等关节问题。因职业或运动需要长期使用特定部位，负荷过大时，应注意休息，尽量减轻负荷。

此外，如果除疼痛外还伴有肿胀等症状且难以恢复，则考虑是疾病引起的。应尽快就医咨询。

皮肤表面的持续性疼痛也可能是疾病引起的，请就医诊治。

15 / 肩膀难以抬起

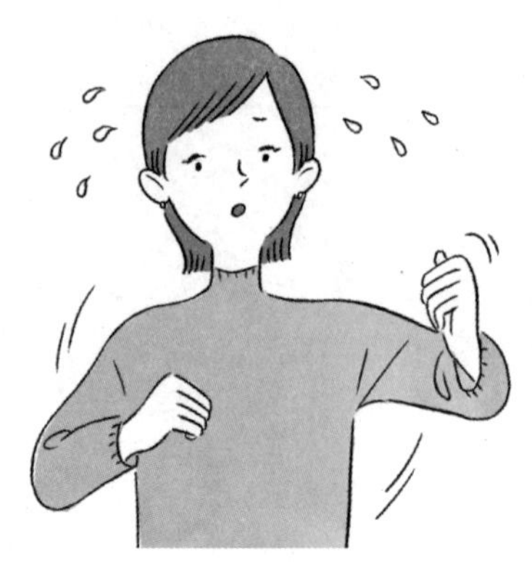

具体症状

- 一抬手臂就会感到异样和疼痛
- 手臂抬不到肩膀以上的高度

可能引起此类症状的疾病

肩袖撕裂（警惕度☆☆）

抬起手臂时需要用到的连接肱骨和肩胛骨的肌肉（肩袖）部分撕裂的疾病。常见症状有手臂容易疲劳、难以抬手、手臂沉重无力、做动作时有阻力等。

四十肩、五十肩（肩周炎、肩关节挛缩）（警惕度☆）

连接肱骨和肩胛骨的关节囊硬化的疾病。常见症状有肩关节疼痛、难以抬手等。

肩袖钙化性肌腱炎（警惕度☆）

抬起手臂时需要用到的、连接肱骨和肩胛骨的肩袖肌腱内发生钙盐沉积的疾病，会引起强烈的疼痛和动作障碍。

症状出现的原因

当肩膀因运动或事故承受强烈的压力，导致肩胛骨附近的肱骨脱落脱臼，手臂就会无法做动作。

随着年龄的增加，肩膀的肌肉、肌腱、关节囊也会衰老，变得更容易出现问题。然后就会患上四十肩、五十肩（肩周炎、肩关节挛缩）。四十肩、五十肩是肩关节出现炎症的疾病，活动手臂时肩膀会感到剧烈疼痛，尤其容易发生单侧疼痛，有时疼痛部位还可能会延伸至上臂和指尖。

长时间下去可能会发展成钝痛，肩膀可活动区域受限，尤其会难以向后活动。如果不去多活动手臂，症状会进一步恶化。肩袖撕裂也常常会因为年龄增长而发生。

自我护理要点

得了四十肩、五十肩，开始时会感到剧烈疼痛，这时候应静养不动，不要去提重物。疼痛非常强烈时可以进行冰敷。

发病 4~5 日后，痛感就会变成钝痛，这时候应该积极活动肩膀，同时不要让肩膀受凉，用暖宝宝、温敷贴、护肩等进行保温，促进血液流通非常重要。用感到疼痛的那只手臂举 500g~1kg 重的矿泉水瓶，弯腰做左右晃手的动作等，可以起到缓解疼痛的作用。

肩袖撕裂很难自己判断，应及时就医诊治。

运动量太少容易引起肩功能退化，日常应注意养成运动习惯，保持肩膀肌肉和肌腱的健康。

16 / 乳房肿块

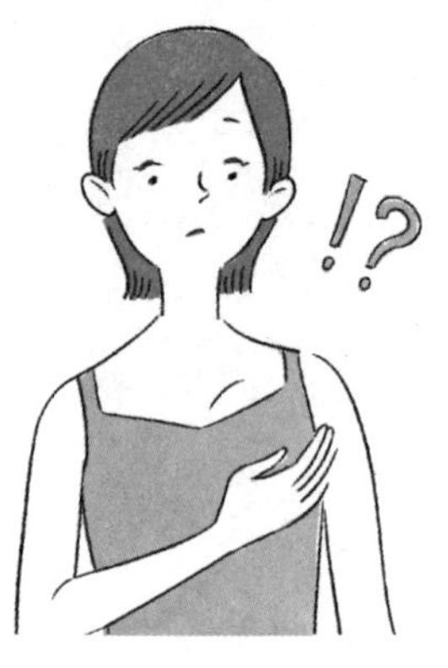

具体症状

- 触摸乳房可以摸到疙瘩样的东西

可能引起此类症状的疾病

乳腺病（警惕度☆）

体内激素平衡被打乱导致乳腺长出良性肿块的疾病。常见症状有乳房肿胀、钝痛、流出透明或带血的分泌液、长肿块等。

乳腺癌（警惕度☆☆☆）

乳腺长恶性肿瘤的疾病。常见症状有长出无法推动的硬块、乳头凹陷、有牵拉感、流出带血的分泌液等。还有皮肤变红并伴随痛感和热感的炎症性乳腺癌。

乳腺纤维腺瘤（警惕度☆☆）

乳腺上长出良性肿瘤的疾病。一般为圆而硬且容易活动的肿瘤，没有痛感。

症状出现的原因

乳房肿块大多是因雌性激素平衡紊乱导致的。

尤其是激素水平容易变化的 30~49 岁以及绝经前后比较常见。

此外，压力过大、睡眠不足等导致自主神经紊乱，也会对雌性激素分泌产生影响，从而出现此类症状。

肿块可能是良性，也可能是恶性的，良性大多可以不做干预，恶性则可能会发展成乳腺癌，必须要进行治疗。

自我护理要点

肿瘤是良性还是恶性很难自己分辨，如果发现乳房长有肿块，应马上就医检查。

乳腺纤维瘤和乳腺癌等疾病没有痛感，所以很多时候难以发现，应每个月自己触诊一次，确认是否有肿块、乳头凹陷等异常症状。

压力过大、作息不规律、暴饮暴食等也会导致激素平衡紊乱，应尽量避免。

17 / 变形、变色、肿、痒

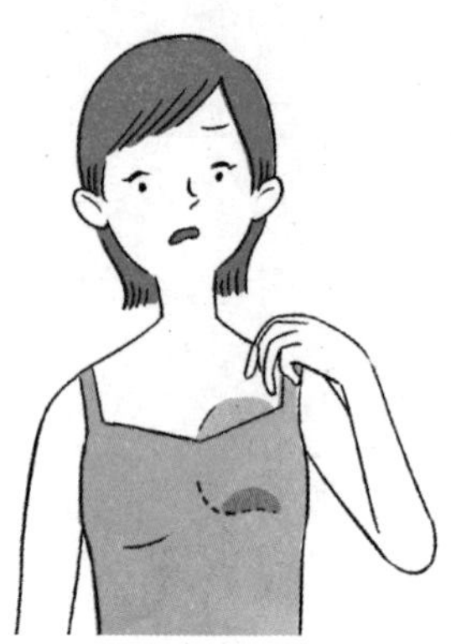

具体症状

- 乳房皮肤变红
- 乳房有抽搐性疼痛
- 乳房有凹陷
- 乳房皮肤痒
- 乳晕或乳头有糜烂或湿疹

可能引起此类症状的疾病

乳腺癌（警惕度☆☆☆）

乳腺长恶性肿瘤的疾病。常见症状有长出无法推动的硬块、乳头凹陷、有牵拉感、流出带血的分泌液等。还有皮肤变红并伴随痛感和热感的炎症性乳腺癌。

乳腺炎（警惕度☆）

乳腺感染细菌发炎的疾病。常见症状有红肿、长肿块、剧痛、发热等。乳头凹陷容易得化脓性乳腺炎，产后哺乳期容易得急性阻塞性乳腺炎。

乳晕炎、乳头炎（警惕度☆）

乳房皮脂腺分泌减少，保护作用变差，使得乳晕或乳头出现糜烂或长湿疹的疾病。感染细菌可能还会引起化脓。

症状出现的原因

乳房皮肤变红、起湿疹可能是得了接触性皮炎。

会引起乳房变色的疾病有乳腺炎、乳腺癌等。乳腺癌还会引起乳房变形。

乳晕炎等乳头周边疾病以及乳头炎、乳腺炎等因细菌感染引起的炎症性疾病会引起发痒、肿胀等症状。

此外，产后哺乳出现问题也常常会引发乳头、乳晕、乳房等出现发痒、肿胀等症状。

自我护理要点

乳房可能因为内衣摩擦或出汗而长疹子，应选择负担最小的内衣并注意清洁保湿。

乳房、乳晕、乳头发痒或肿胀很可能是皮肤或乳腺出了问题，应尽量不要刺激患处，及时就医咨询。

此外，如果乳房部分变红肿胀且长有肿物，应立刻就医检查。

感到烦躁时应补充铁元素。推荐血红素铁。

18 / 疼痛、异样感

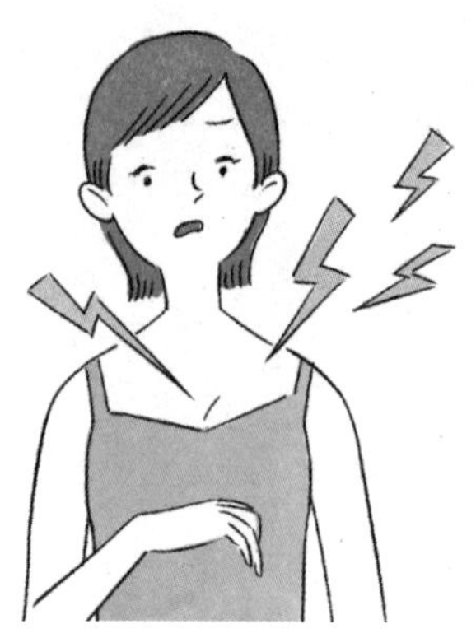

具体症状

- 感到钝痛
- 感到抽痛
- 发胀、胀痛
- 乳头、乳晕疼痛

可能引起此类症状的疾病

乳腺病（警惕度☆）

体内激素平衡被打乱导致乳腺长出良性肿块的疾病。常见症状有乳房肿胀、钝痛、流出透明或带血的分泌液、长肿块等。

乳腺炎（警惕度☆）

乳腺感染细菌发炎的疾病。常见症状有红肿、长肿块、剧痛、发热等。乳头凹陷容易得化脓性乳腺炎，产后哺乳期容易得急性阻塞性乳腺炎。

经前期综合征（PMS）（警惕度☆）

因月经周期的激素变化导致经前身心出现不适的疾病。常见症状有乳房、小腹疼痛，乳房胀痛，便秘，浮肿，肩膀僵硬，烦躁，抑郁，容易疲惫等。

症状出现的原因

乳房感到疼痛主要有两种可能，一是乳腺、输乳管、皮下组织等乳房组织出现炎症等问题，二是雌性激素水平变化导致的胀痛。

此外，还有少部分可能是由乳房以外的肌肉或骨骼出现问题引起的。

经前期综合征（PMS）是指在生理期前 3~10 天，由于雌性激素水平变化，会出现乳房胀痛等身体不适症状，以及烦躁、抑郁、情绪不稳定等精神不适症状。此类症状会在月经开始后好转。

排卵前、孕期、哺乳期也会因激素水平变化引起乳房胀痛。

自我护理要点

乳房胀痛可能是雌性激素变化引起的生理症状，大多没有什么问题。

但如果在生埋期或排卵期结束后仍感到胀痛，或者感到异样的胀痛且伴有其他症状，则有可能是某些疾病引起的，应当尽快就医咨询。

经前期综合征（PMS）会引起各种不适症状，如果情况严重，甚至有可能对日常生活产生影响。通过治疗可以缓解症状，所以不要自行忍耐，建议及时就医治疗。

 洁面时应当使用温水。用热水洁面会导致皮肤干燥。

19 / 腰部痛、麻痹、有异样感

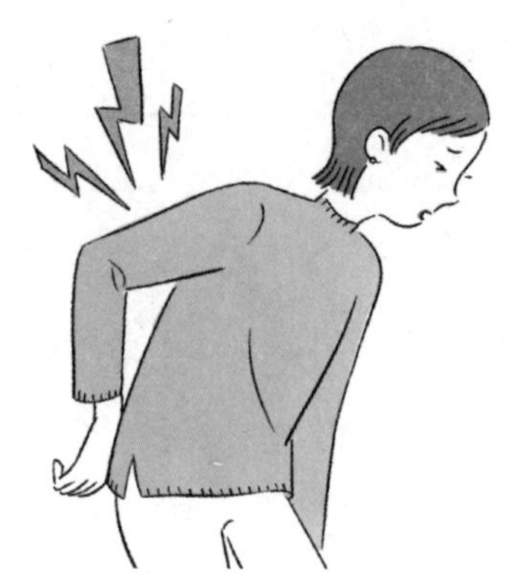

具体症状

- 慢性腰痛
- 突发性腰痛
- 腰部周围肌肉有异样感
- 腰肿
- 从腰到腿部有麻痹感
- 有麻痹感、锐痛

可能引起此类症状的疾病

腰椎间盘突出症（警惕度☆☆）

在脊柱上起缓冲作用的椎间盘受到压迫而变形、断裂的疾病。腰部神经受到变形的椎间盘压迫，从而引起腰臀疼痛、麻痹、肿、腿部无力等症状。

骨质疏松症（警惕度☆☆）

全身的骨密度降低、强度变弱，更容易发生骨折的疾病，打喷嚏或者被手轻轻一拍等轻微刺激都有可能引起骨折，也会更容易腰痛。常见于绝经后的女性。

尿路结石（警惕度☆）

尿液流经的泌尿道出现多余的结晶状石状物的疾病。常见症状有腰痛、强烈腹痛、血尿、尿频等。常见于绝经后的女性。

主动脉夹层（警惕度☆☆☆）

体内最粗的血管主动脉因高血压、动脉硬化等原因退化、破损，导致血液进入主动脉壁中层形成血肿的疾病。常出现胸部突然剧痛、突然腰痛等激烈症状。

症状出现的原因

85% 的腰痛都是无法确定原因的非特异性腰痛。长时间的伏案工作或姿势不正确引起腰部肌肉持续疲劳而疼痛，压力等因素导致的心因性腰痛等也很常见。此外，年龄的增长也会让人更容易腰痛。女性还常因月经或怀孕而腰痛。

因脊柱变形、肿瘤等导致腰周围神经受到压迫引发的脊柱、骨骼疾病，消化器官、生殖器官等内脏的疾病也会引起腰痛。

腰部麻痹可能是因为腰周围神经的问题，也可能是因为骨骼、肌肉、血液循环问题，也可能是因为子宫、肾脏等腰周围的内脏的问题，但最常见的是坐骨神经受到刺激、压迫导致的坐骨神经痛引起的。

上半身

自我护理要点

任何人都有可能因身体疲劳而感到腰痛，但如果您有慢性的腰痛，或痛感强烈、伴有其他症状，则有可能是疾病导致的，应及时就医检查。

腰部麻痹可能由各种疾病引起，放任不管会导致病情进一步恶化，请不要自行忍耐，及时就医咨询。

日常生活中应注意不要过度疲劳，不多给腰部肌肉和骨骼增添负担，不积累过多压力，养成良好的生活习惯，这样可以很好地防止腰痛。

腰部肌肉会随着年龄的增长退化，从而给骨骼和神经增添负担。要防止肌肉退化，必须养成运动的习惯。

20 / 腰肿、长肿块

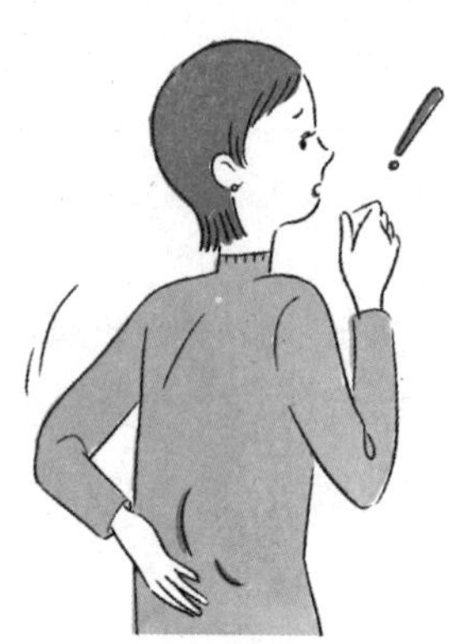

具体症状

- 单侧腰肿
- 整个腰肿
- 腰部长肿块

可能引起此类症状的疾病

腰肌筋膜炎（警惕度☆）

运动等因素导致腰部肌肉、筋膜受到急性剧烈或慢性负荷导致疼痛的疾病。闪腰也属于这类情况。常见症状有腰肿、腰痛等。

腰椎间盘突出症（警惕度☆☆）

在脊柱上起到缓冲作用的椎间盘受到压迫而变形、断裂的疾病。腰部神经受到变形的椎间盘压迫，从而引起腰臀疼痛、麻痹、肿、腿部无力等症状。

肉瘤（警惕度☆☆☆）

骨骼、肌肉、脂肪上长出恶性肿瘤的疾病。其中长在肌肉、血管、脂肪等软性组织上的肉瘤会形成没有痛感的肿块。

慢性肾炎（警惕度☆☆）

肾脏因各种因素形成慢性炎症的疾病。一般患者自己难以察觉到。常见症状有蛋白尿、血尿、浮肿、疲惫感、腰痛、腰部麻痹、腰肿等。

症状出现的原因

腰肿或腰部肿块大多是因为急性动作或提重物对腰造成较大负荷，或是腰部肌肉慢性积劳导致的。

肝脏或肾脏疾病导致的炎症、腰周肌肉疾病、压力等原因，也有可能导致腰肿或腰部肿块。

腰肌筋膜炎、腰椎间盘突出症等腰部骨骼或肌肉受到较大负荷导致的疾病尤其容易引起腰肿和腰部肿块。

此外，腰部肌肉或脂肪长了恶性肿瘤也可能引起此类症状。

自我护理要点

脊柱由椎骨连接而成，起到支撑身体的作用。所有的椎骨之间都有起到缓冲作用的椎间盘，但椎间盘会随着年龄的增长或过大负荷而变形损伤，从而压迫脊柱神经，引起疼痛、麻痹、肿胀等症状。

腰椎尤其容易承受过大负荷，所以需要腰周肌肉起到支撑的作用。如果腰部的肌肉衰弱、无力，就会给腰椎和神经造成更大负担，诱发腰椎间盘突出症等疾病，从而导致腰肿或腰部肿块。

日常生活中应注意运动，保持一定的肌肉量。避免对腰部造成较大负荷也很重要。腰肿或腰部肿块还有可能是重病的征兆，应及时就医检查。

【专 栏】

找回活力重获健康！温馨建议 ③

矫正驼背、圆肩，改善的不只是气质！

优美的体态有助于保持健康

驼背、圆肩不只会影响外在美，还会引起身心不适。现代人尤其常见颈椎曲度消失问题（长时间保持头前伸的状态看手机或电脑，导致本来应有平缓曲度的颈椎变直僵化）。

这种不良的姿势会使得支撑头部重量的颈部和肩部肌肉僵化。如此一来，连接头和身体的颈动脉、淋巴、神经就会受到压迫，使得大脑细胞无法得到充足的氧气和营养物质，代谢废物沉积，从而引起头痛、眼睛疲劳、注意力下降、脑梗死、抑郁等问题，进而导致身体新陈代谢变差、加速衰老。

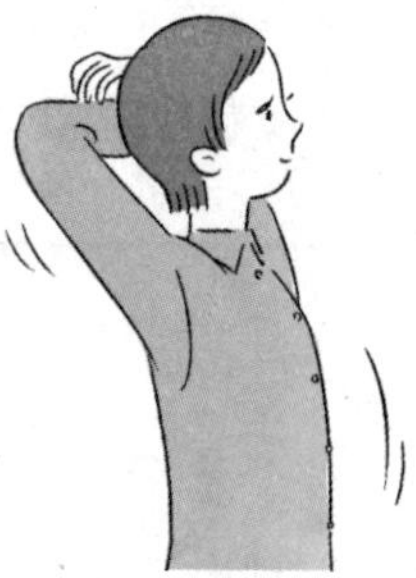

此外，颈椎过直、驼背等不良体态还会令经过颈椎的自主神经出现问题，从而导致便秘、疲劳、抑郁、失眠等问题，还有可能引发呼吸变浅，导致缺氧、气短、疲劳、情绪不安等问题。

要避免这类不适症状，应日常注意保持正确的体态。

因伏案工作等原因需要长时间保持前倾姿势时，工作之余可以进行一些简单的拉伸，或进行一些坐着也能做的练习，促进血液流通。

第4章

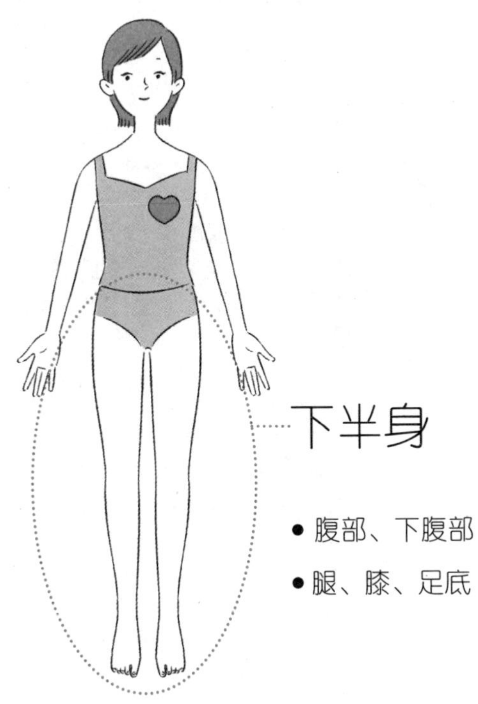

下半身支撑全身重量，对女性来说尤其重要，

如下半身出现问题，千万不要因为繁忙而放任不管，

否则可能会对您的生活产生影响。

不要放过任何一个微小的信号，日常生活中应多加注意。

1 / 腹痛

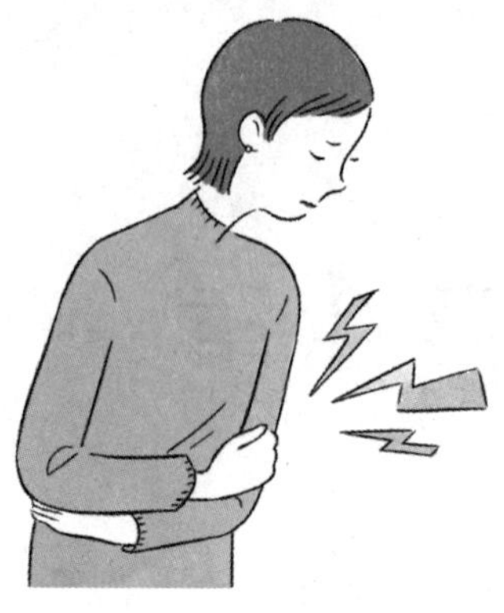

具体症状

- 胃肠疼痛（抽痛、绞痛、剧痛）
- 下腹部疼痛
- 发痒
- 下腹部发胀

可能引起此类症状的疾病

肠易激综合征（警惕度☆）

消化器官功能因炎症、肿瘤以外的原因出现问题。常出现下腹部有异样感、发痒、便秘、腹泻、腹痛等慢性持续症状。

肠梗阻（警惕度☆☆）

肠道因各种原因导致肠内容物无法正常通过的疾病。常见症状有腹痛、腹胀、恶心、呕吐等。症状恶化可能导致肠道穿孔，甚至危及生命。

大肠癌（警惕度☆☆☆）

大肠长有恶性肿瘤的疾病。初期阶段一般没有什么症状。病情发展后会出现腹痛、腹胀、血便、腹泻、便秘等症状。

子宫内膜异位症（警惕度☆☆）

本来应长在子宫内部的子宫内膜长到了子宫外（腹膜、子宫肌层内、卵巢等）的疾病。长在子宫外的内膜无法被排出，从而引发炎症、粘连、严重痛经等问题。

症状出现的原因

腹痛的原因有很多，胃肠、肝脏、胆囊、胰脏、肾脏等各种内脏相关疾病，以及子宫、卵巢等生殖器官的疾病都有可能导致腹痛。胃或十二指肠周围出现暂时性不适、炎症、溃疡、恶性肿瘤等问题时，心窝附近就会疼痛，而如果大肠附近出现问题，下腹部就会疼痛。

会引起腹痛的消化系统疾病有胃炎、胃溃疡、十二指肠溃疡、肠易激综合征、大肠癌、肠梗阻、急性胃炎、急性肠炎等。此外，膀胱炎、胰腺炎、胆囊炎、急性腹膜炎等疾病也会引起腹痛。

痛经是女性特有的一种腹痛问题，除痛经以外，子宫内膜异位症、子宫肌瘤、宫颈癌、子宫内膜癌、宫外孕、卵巢囊肿、卵巢癌等会导致生殖器官疼痛的疾病也有很多，应多加注意。

自我护理要点

胃肠等消化器官受到自主神经控制，因此很容易受到压力、疲劳、生活习惯等因素影响，平常应尽量减轻身心负担、轻松生活。

此外，应尽量避免饮酒、吸烟、暴饮暴食、作息不规律、睡眠不足等不良生活习惯。

包括痛经在内的生殖器官问题都不应自行忍耐，及时就医诊治为好。宫颈癌等重病在初期阶段大多都没有明显症状，应多加注意。

即使没有症状，也应该定期接受体检。

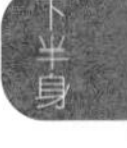

一句话处方 关爱你的身体！ 肠道健康才能身体健康。

2 / 便秘、腹泻

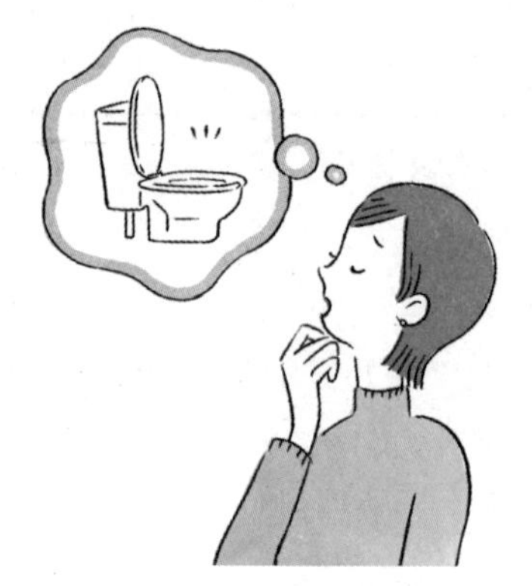

具体症状

- 少便
- 软便
- 溏便

可能引起此类症状的疾病

肠易激综合征（警惕度☆）

消化器官功能因炎症、肿瘤以外的原因出现问题。常出现下腹部有异样感、发痒、便秘、腹泻、腹痛等慢性持续性症状。

结直肠息肉（警惕度☆☆）

结肠、直肠黏膜发生隆起性病变的疾病。常见症状有腹泻、便秘、血便等。放任不管可能会发展成大肠癌（恶性肿瘤）。

溃疡性结肠炎、溃疡性直肠炎（警惕度☆☆）

结肠、直肠黏膜发炎的疾病。会出现糜烂或溃疡，常见症状有腹痛、腹泻、血便等。

盆腔器官脱垂（警惕度☆☆）

女性盆腔内的直肠、膀胱、子宫从阴道脱垂的疾病。常见症状有便秘、尿频、漏尿等。

症状出现的原因

肠道受到自主神经控制，当自主神经平衡因压力、生活习惯等因素发生紊乱，肠道蠕动就会变得不足或过剩，从而引发便秘、腹泻等问题。

此外，便秘还可能是运动不足、水分不足、膳食纤维不足、腹部肌肉过少、过度节食等原因引起的。

腹泻可能是着凉、暴饮暴食、饮酒、吃坏肚子（细菌、病毒感染）、食物过敏等原因引起的。

经期前和怀孕初期也容易出现便秘或腹泻等问题。

自我护理要点

膳食纤维、水分、脂肪摄入不足都容易引起便秘，饮食应注意均衡。压力和不规律生活打乱自主神经平衡也会造成肠道蠕动不足，应多加注意。

养成良好的饮食习惯和生活习惯却仍然便秘，可能是疾病引起的，应及时就医检查。

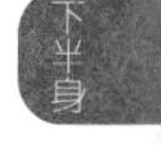

容易腹泻的人应注意不要摄入过多水分，尽量不要让腹部着凉。严重腹泻有可能是感染了细菌或病毒，应立刻就医检查。慢性腹泻以及便秘和腹泻反复交替也可能是疾病导致的，也应及时就医检查。

3／血便、血尿

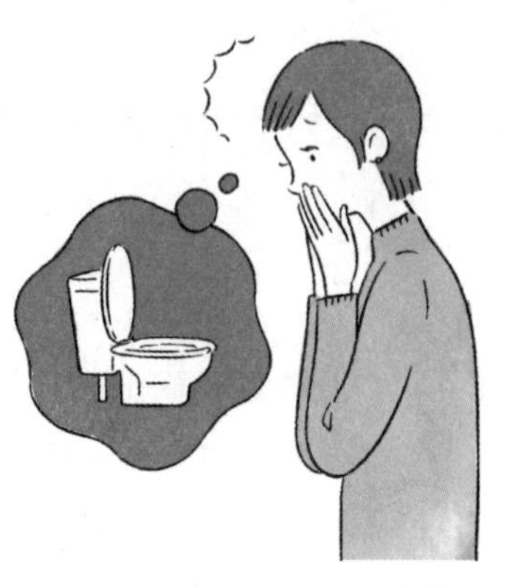

具体症状

- 大便中混有鲜血
- 大便呈黑色
- 小便中混有红色或茶色的血迹

可能引起此类症状的疾病

胃溃疡、十二指肠溃疡（警惕度☆☆）

幽门螺旋杆菌、压力等原因导致胃酸和胃黏膜分泌平衡遭到破坏，使得胃黏膜、十二指肠黏膜受到损伤的疾病。常见症状有心窝痛、侧腹痛、胃胀不消化、烧心、血便等。

痔疮（警惕度☆）

肛门局部病变的总称，如内痔、裂痔、肛瘘等。常见症状有肛门疼痛、血便、排便后流血等。

尿路结石（警惕度☆☆）

尿液流经的泌尿道出现多余的结晶状石状物的疾病。常见症状有腰痛、强烈腹痛、血尿、尿频等。常见于绝经后的女性。

膀胱炎（警惕度☆）

肠内细菌入侵等原因导致膀胱发炎的疾病。常见症状有尿频、血尿、排尿后疼痛、尿不尽等。常见于女性。

症状出现的原因

血便主要是消化器官、直肠、肛门疾病导致的出血引起的。

正常的大便应呈土黄色，如果胃肠出血，大便就会变成黑色。大便呈红色时，如果大便干结则可能是痔疮出血，如果是溏便则可能是食物中毒、赤痢、溃疡性结直肠炎引起的。此外，红色软便还有可能是大肠癌引起的。

会引起血便的疾病还有胃溃疡、十二指肠溃疡、结直肠息肉等。吃坏肚子也有可能引起血便。

血尿大多是肾脏或膀胱的炎症、恶性肿瘤、尿路结石等疾病引起的。

自我护理要点

血便或血尿大多是胃肠、肾脏、膀胱疾病等引起的，其中也有重病的可能，所以应该及时就医检查。

女性更容易患膀胱炎，免疫力低下时很容易被疾病乘虚而入。应尽量不要过分疲劳，注意充分休息。

痔疮是一种常见疾病，近半数的日本人都有。长时间伏案工作和便秘都会导致痔疮，应多加注意。此外，女性孕期也会容易得痔疮。

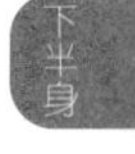

一句话处方 关爱你的身体！ 最不容易肥胖的吃零食时间在下午 14 点。可以多了解一下肥胖基因 BMAL1。

4 / 尿频、漏尿

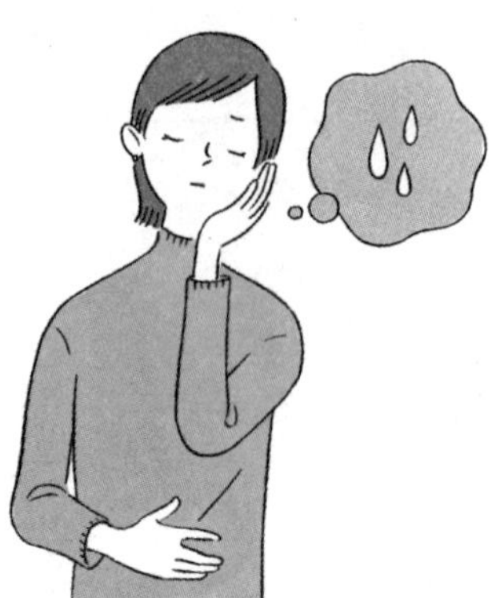

具体症状

- 每天小便 8 次以上
- 尿不尽
- 小便难以排出
- 漏尿

可能引起此类症状的疾病

膀胱过度活动症（警惕度☆）

盆底肌不适导致连接大脑和膀胱的神经出现问题，使得膀胱过度活动的疾病。常见症状有尿频、尿意强烈、漏尿等。

膀胱炎（警惕度☆）

肠内细菌入侵等原因导致膀胱发炎的疾病。常见症状有尿意频繁、血尿、排尿后疼痛、尿不尽等。常见于女性。

膀胱癌（警惕度☆☆☆）

膀胱尿路上皮部分长有恶性肿瘤的疾病。常见症状有尿频、排尿时疼痛、血尿等。

肾积水、输尿管积水（警惕度☆☆）

输尿管因某种原因堵塞，导致输尿管周围扩张的疾病。常见症状有排尿困难、腹痛、腰痛、恶心、高烧等。

症状出现的原因

尿频一般是指一天排尿 8 次以上的情况。除了摄入过多水分和酒精的原因以外，摄入咖啡因等具有利尿作用的成分也容易引起尿频。此外，压力和不安等情绪因素造成控制膀胱的自主神经平衡紊乱，也会引起尿频。

会引起尿频的疾病主要是膀胱和肾脏疾病。膀胱周围的脏器因某种疾病肥大化压迫到膀胱也会引起尿频。孕期子宫变大时也会引起尿频，不过这种情况并非疾病。

此外，支撑膀胱和子宫的盆底肌因年龄增长或排便时用力、频繁咳嗽、打喷嚏等负荷松弛时，也会引起尿频和漏尿的症状。

自我护理要点

正常情况下每天小便的次数应该在 4~7 次。每天小便 8 次以上就被认为是尿频，应当控制摄入的水分、酒精和咖啡因的量。

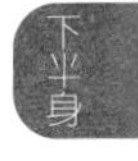

此外，锻炼盆底肌也非常重要。可以养成用力收缩肛门、阴道、尿道附近肌肉进行锻炼的习惯。

如果尿意强烈到无法忍受或伴有其他症状，以及感觉到明显异常，可能是疾病影响，应尽快就医检查。

5／月经不调、停经、异常出血

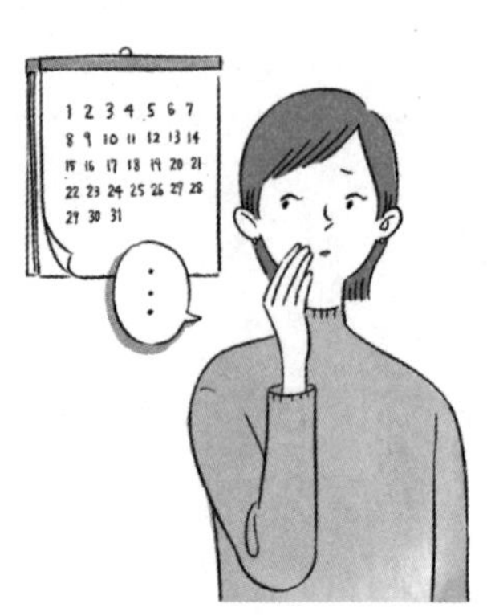

具体症状

- 月经周期紊乱
- 停经
- 经期以外的时间出血
- 持续不断地少量出血
- 性交时出血

可能引起此类症状的疾病

子宫内膜异位症（警惕度☆☆）

本来应该长在子宫内部的子宫内膜长到了子宫外（腹膜、子宫肌层内、卵巢等）的疾病。长在子宫外的内膜无法被排出，从而引发炎症、粘连、严重痛经等问题。

子宫肌瘤（警惕度☆☆）

子宫壁上长有良性肿瘤的疾病。常见症状有贫血、痛经、不正常出血、月经不调、经期血量增加等。30 岁以上的女性中有 20%~30% 的人患有此病，属于常见疾病。

甲状腺功能亢进症（警惕度☆☆）

自身免疫功能受损导致促进身体代谢的甲状腺激素过度分泌引发的疾病。常见的症状有血压上升、心跳加快、心律不齐、心悸、大量出汗、脸色变红、月经不调、皮肤干燥、睡眠障碍等。

垂体腺瘤（警惕度☆☆）

位于大脑的起分泌各种激素作用的垂体上长有良性肿瘤的疾病。常见症状有视力障碍、月经不调等。

症状出现的原因

月经不调和停经主要是因子宫等生殖器官病变或激素分泌问题引起的。此外，压力等精神性因素也可能引起此类症状。

异常出血可能是子宫或卵巢等生殖器官病变引起的，即使没有激素紊乱也有可能出现这样的症状。体质因素也可能使得某些人在排卵期出血。激素紊乱导致的异常出血常见于青春期和更年期。

引起异常出血的生殖器官疾病主要有子宫内膜异位症、子宫肌瘤、宫颈息肉等。卵巢功能问题，如黄体功能不足，会导致经前少量出血，而无排卵月经会导致持续少量出血。

自我护理要点

一般月经周期在 25~38 天，如果月经间隔 39 天以上则是月经稀发，间隔 24 天以下则是月经频发。此外，经期持续 8 天以上是经期过长，2 天以内结束则是经期过短。这类周期异常问题一般是激素分泌异常或卵巢功能问题导致的，应及时就医检查。

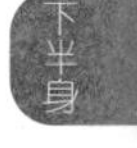

月经量过多、混有血块、痛经严重有可能是子宫肌瘤、子宫内膜炎、子宫内膜癌等疾病导致的，应及时就医检查。

月经不调应避免过度节食，否则会引起自主神经紊乱。规律生活、健康饮食、减轻压力、放松身心非常重要。

6／腿麻、腿痛

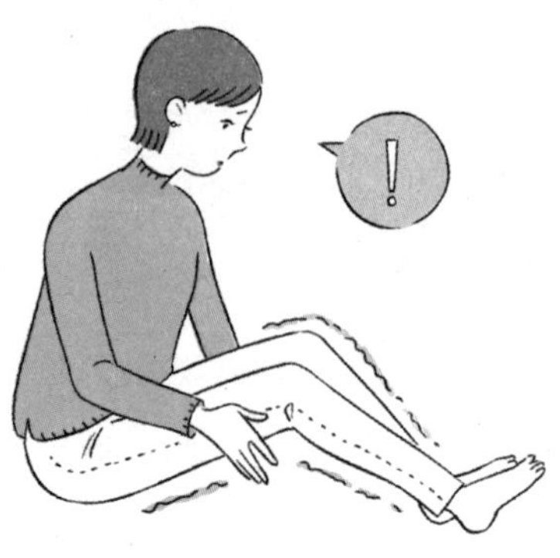

具体症状

- 整条腿麻痹
- 局部麻痹
- 整条腿疼痛
- 局部疼痛

可能引起此类症状的疾病

坐骨神经痛（警惕度☆）

从腰延伸至腿的一条很粗、很重要的神经——坐骨神经受到压迫、刺激引发的疾病，会引起从腰至腿的疼痛与麻痹。多因腰椎间盘突出症、腰椎椎管狭窄症引起。

腰椎椎管狭窄症（警惕度☆☆）

腰椎管（脊柱内神经通过的管状结构）变得狭窄、神经受到压迫的疾病。常见症状有下半身抽筋、疼痛、麻痹、行走障碍等。多见于老年人。

闭塞性动脉硬化（警惕度☆☆）

动脉是流经腿部的一条很粗的血管，闭塞性动脉硬化是指动脉出现硬化、血流变得不畅通的疾病，会导致腿部神经难以得到氧气和营养物质，引起麻痹和疼痛症状。

糖尿病（警惕度☆☆）

以长期高血糖为主要表现的一种代谢性疾病。持续性高血糖会引起血管退化，腿部等末梢血管也会受到损害。常见症状有神经功能退化、手足麻痹。

症状出现的原因

腿痛和腿麻可能由各种因素引起。

最常见的是从腰部延伸至腿部的坐骨神经受到压迫或刺激导致的。坐骨神经问题可能是腰椎间盘突出症、腰椎椎管狭窄症等疾病引起的，常常伴随腰痛、腰麻的症状。

糖尿病、闭塞性动脉硬化、急性动脉栓塞等疾病导致腿部血管出现问题，也会引起腿麻和腿痛。

此外，患上流感、流行性肌痛也可能引起腿痛。

自我护理要点

腿麻、腿痛多是从腰部延伸至腿部的坐骨神经问题引起的，所以应注意减少腰部负荷。出现疼痛症状时应就医检查，尽量静养。

此外，动脉等大血管或末梢血管的问题也可能引起腿麻和腿痛。患有糖尿病等生活习惯病的人群日常生活应遵循医嘱。

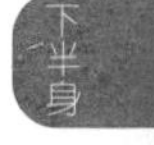

要想减轻腰部负荷，应养成运动习惯，通过锻炼增加支撑腰周的肌肉非常重要。

7 / 膝盖疼痛、膝盖积水

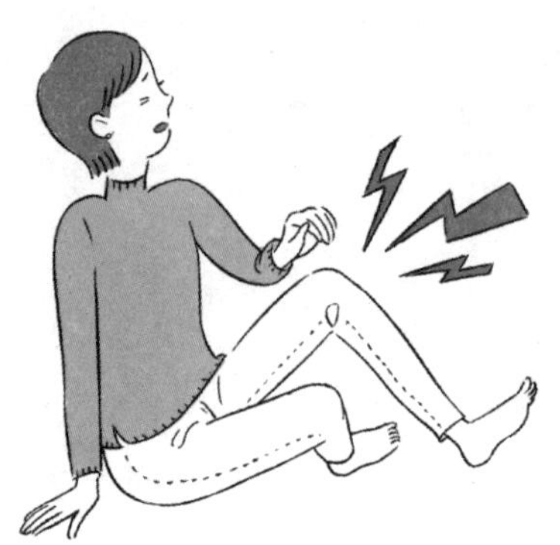

具体症状

- 一走路就膝盖痛
- 没做任何动作也会膝盖痛
- 膝盖积水

可能引起此类症状的疾病

膝骨关节炎（警惕度☆☆）

负责吸收走路时膝关节所受冲击的关节软骨随着年龄的增长而磨损，导致关节炎症、变形的疾病。常见症状有膝盖疼痛、肿胀、关节积水等。

半月板损伤（警惕度☆☆）

膝关节的半月板软骨受到损伤的疾病。常见症状有膝盖疼痛、肿胀、关节可活动区域变窄等。

类风湿性关节炎（警惕度☆☆）

人体内的免疫细胞误将体内细胞当作敌人而攻击全身的关节和骨骼的疾病。患者关节会遭到破坏，左右关节部位会发生肿胀并有强烈痛感，情况恶化后甚至会发生关节变形。

症状出现的原因

步行等日常动作也会给膝关节带来负担，膝关节需要周围肌肉的支撑，其中最重要的肌肉就是股四头肌和腘绳肌。这些肌肉会因年龄增长或运动不足等原因退化，使得膝关节承受更大的负担，引起疼痛。情况恶化甚至可能造成骨骼或软骨变形，引起膝骨关节炎。

半月板等膝关节软骨也会因年龄增长或运动等原因变形、受伤，从而引起疼痛。

此外，体重增加也会造成膝盖负担加重，引起疼痛或积水。因运动不足等原因不常使用膝关节，也有可能使得膝关节灵活度下降，引起疼痛。

自我护理要点

慢性膝盖疼痛可以通过锻炼股四头肌和腘绳肌来减轻膝关节负荷。

不过，此类症状也有可能是半月板损伤造成的，还是应该先就医检查一下。膝骨关节炎症恶化还会造成膝关节积水，这种情况也必须就医治疗。

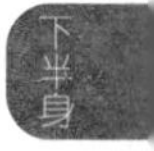

此外，肥胖也是造成膝盖疼痛的原因之一，应当注意保持健康的体重。

多摄入软骨素、氨基葡萄糖、Omega-3 脂肪酸等构成膝关节软骨的成分也十分有效。

8 / 脚趾疼痛、痒、肿、不舒服

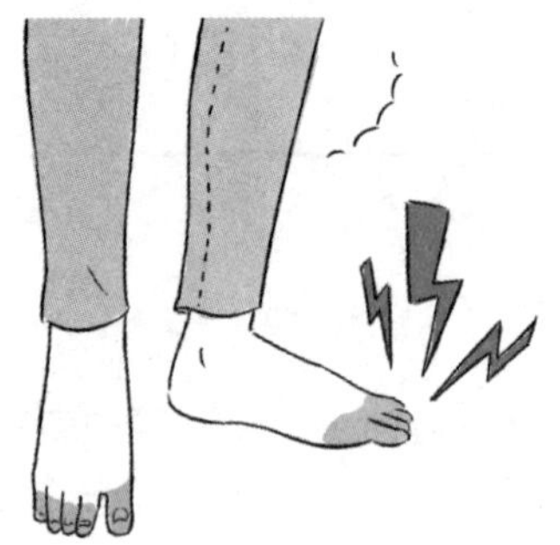

具体症状

- 脚趾关节疼痛
- 脚趾痒
- 脚趾肿
- 脚趾不舒服

可能引起此类症状的疾病

脚气（足癣）（警惕度☆）

皮肤癣菌寄生在足部皮肤就会造成脚气。常见症状有脚痒、皮肤变白皱皮、长水疱、皮肤变得粗糙甚至脱落等。

类风湿性关节炎（警惕度☆☆）

人体内的免疫细胞误将体内细胞当作敌人而攻击全身的关节和骨骼的疾病。患者关节会遭到破坏，左右关节部位会发生肿胀并有强烈痛感，情况恶化后甚至会发生关节变形。

拇外翻（警惕度☆）

脚拇指受到鞋子等的压迫，向食指处弯曲，拇指根部凸出的疾病。凸出部分会顶到鞋子进一步发炎，引发疼痛、肿胀等症状。

痛风（警惕度☆☆）

过多的尿酸在全身各个关节积蓄结晶，引发炎症的疾病。尤其是脚拇指根部很容易肿胀剧痛。脚背、脚、膝盖、手、肩关节也会患病。

症状出现的原因

引起脚趾疼痛的疾病主要有痛风和类风湿性关节炎。类风湿性关节炎常发于女性，痛风则多发于男性。

脚趾痒或肿有可能是脚气、鸡眼、疣等皮肤问题引起的。

脚痒大多是脚气造成的，而脚气是足部皮肤感染皮肤癣菌引起的。脚气分为三种，第一种是趾间型，其症状是脚趾间有白色皱皮或红色糜烂，第二种是水疱型，症状是脚趾根部或足底、足侧长有小水疱，第三种是角质型，症状是脚跟或足底皮肤变厚变硬，并伴随开裂、疼痛症状。

自我护理要点

脚气常常是在公共浴场或健身房感染的，因此如果去过有感染风险的场所，一定要在 24 小时内把脚清洗干净。疣也有可能是病毒感染引起的，应当多加注意。

类风湿性关节炎如果治疗开始得较晚，关节可能已经受到破坏，所以在刚感到脚趾、膝盖、肘关节、手关节疼痛时，就应当立刻就医检查。

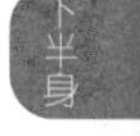

常穿高跟鞋、较瘦的鞋或不适合自己脚型的鞋会给脚趾造成较大的负担，容易引起拇外翻，所以应当选择适合自己脚型的鞋。

9 / 腿浮肿、肿胀、血管凸出

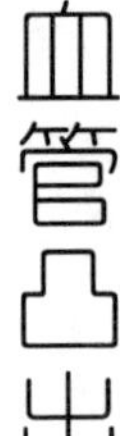

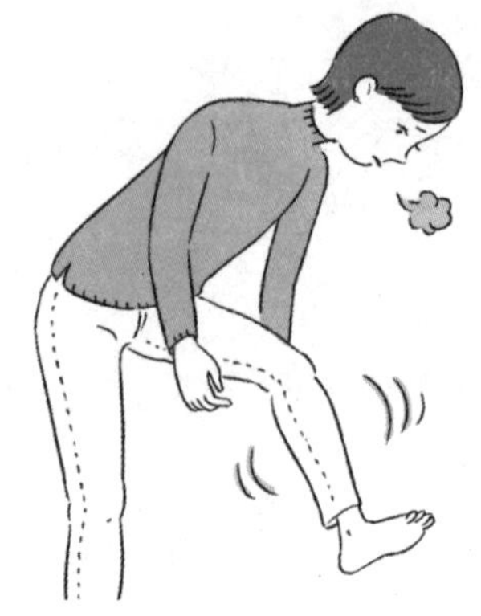

具体症状

- 整个腿浮肿
- 用手按压会留下痕迹且难以恢复
- 腿肿
- 腿上浮现出青色的血管

可能引起此类症状的疾病

心力衰竭（警惕度☆☆☆）

心脏泵血功能衰竭，导致无法给全身输送必要的氧气和营养的疾病。常见症状有疲惫、浮肿、食欲不振、爬坡或爬楼梯时出现心悸、气短等。

肾病综合征（警惕度☆☆）

由多种病因引起的以大量蛋白尿和低蛋白血症为主要特点的疾病。常见症状有尿量减少、浮肿等。

下肢静脉曲张（警惕度☆）

防止下肢静脉倒流的瓣膜功能出现障碍引起血液倒流，腿部血管因压力曲张而像肿瘤一样隆起的疾病。常见症状有腿痛、抽筋、浮肿、疲惫等。

淋巴水肿（警惕度☆）

输送代谢废物的淋巴系统循环变差的疾病。常见症状有腿部浮肿、肿胀、皮肤硬化等。

症状出现的原因

腿部距离心脏较远，受重力影响更大，所以也更容易浮肿。长时间站立或坐着，保持同样的姿势不动，就会导致血液和淋巴液流通不畅。此外，长期睡眠不足和积劳会导致心脏功能变差，从而引起浮肿。这种情况一般数小时或一天就能自然痊愈，不算异常情况。

会引起腿部浮肿的疾病，主要有心力衰竭、肾功能衰竭、肝功能衰竭等全身性疾病，以及下肢静脉曲张、深静脉血栓、淋巴水肿等局部疾病，甲状腺功能减退症、药物副作用等也会引起此类症状。

腿部浮现出青色血管说明是静脉出现问题了，多半是下肢静脉曲张。

自我护理要点

暂时性的腿部浮肿不是什么大问题，但如果长期持续或浮肿非常严重，则考虑是疾病引起的，应立刻就医检查。

防止下肢静脉倒流的瓣膜功能如果出现问题，就会引起血管曲张，要预防下肢静脉曲张，必须保持血流畅通。不要长时间站立或伏案工作，应尽量适度运动，多活动活动腿部。

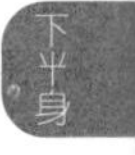

泡澡或睡前进行腿部按摩，或睡觉时将腿垫高，都可以有效预防浮肿和血液循环不畅。一旦出现相关症状，自然痊愈会比较困难，应及时就医检查。

10 / 腿部感觉异常、活动困难

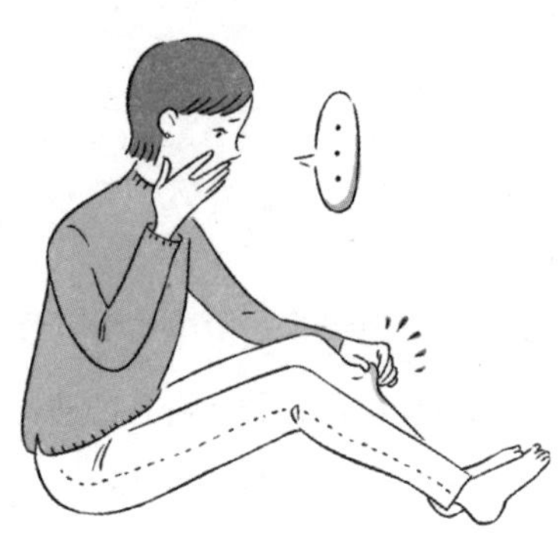

具体症状

- 腿的感觉变得迟钝
- 腿没有知觉
- 腿不能自如行动
- 腿无法做出动作
- 平地摔跤

可能引起此类症状的疾病

周围神经功能障碍（警惕度☆）

周围神经是由大脑和脊髓延伸至全身，掌管全身动作、感觉的神经。周围神经功能障碍常见症状有麻痹、疼痛、感觉迟钝、手足肌肉无力、自主神经异常等。

糖尿病性神经病（警惕度☆☆）

糖尿病的一种并发症。糖尿病带来的长期持续高血糖使得手足的细小血管堵塞、受损，从而导致神经障碍。常见症状有腿麻、疼痛、感觉迟钝等。

帕金森病（警惕度☆☆☆）

脑内神经递质多巴胺分泌减少，导致身体无法自如运动的疾病。常见症状有手足颤抖、肌肉紧张、动作迟缓、无法正常说话等。

肌萎缩侧索硬化（ALS）（警惕度☆☆☆）

部分运动神经元受损的疾病。患者有手足无力、肌肉萎缩等症状，且会逐渐扩展至全身。口腔、喉咙肌肉也会逐渐萎缩，出现无法正常说话、喉咙堵塞等症状。

症状出现的原因

腿部的感觉和运动功能都由从大脑和脊髓延伸至全身气管和组织的周围神经（运动神经、感觉神经、自主神经）掌控。换言之，腿部的感觉或运动功能出现异常，一定是大脑、脊髓或周围神经出了问题。

具体来说，可能是脑神经细胞功能随着年龄增长而退化、脑梗死、脑肿瘤等大脑异常导致腿部的末梢神经无法接收到正确信息，周围神经本身出现问题导致感觉或运动功能出现问题，或连接腿部神经的腰部脊髓出现问题导致的。

会引起周围神经功能障碍的疾病主要有糖尿病性神经病（糖尿病并发症）、吉兰－巴雷综合征、帕金森病、肌萎缩侧索硬化等。

自我护理要点

如果你的腿没有知觉、感觉迟钝、活动困难、无法做出动作，可能是大脑、脊髓或神经出现了问题。

尤其脑梗死、脑肿瘤等大脑疾病是事关生命安全的重病，所以一旦发现腿的感觉或运动功能出现问题，应当立刻就医检查。

此外，周围神经异常也有可能是周围肌肉僵硬或脊椎变形等压迫神经引起的。

随着年龄的增长，身体功能逐渐退化，骨头变形、运动不足造成肌肉量减少、体重增加等因素也都会引起此类症状，日常生活中应保持适当的运动习惯和正确的体态。

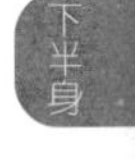

一句话处方 关爱你的身体！ 每天早上喝点味噌汤有助于预防高血压。

11 / 腿部抽筋

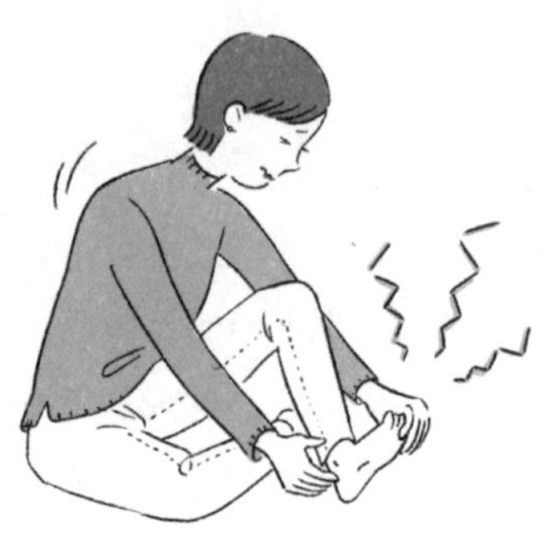

具体症状

- 睡觉的时候腿抽筋
- 腿突然抽筋
- 运动中腿抽筋

可能引起此类症状的疾病

肾功能衰竭（警惕度☆☆）

肾脏功能出现问题，导致无法正常过滤代谢废物、调节体内水分和电解质、分泌激素的疾病。常见症状有排尿异常、疲劳、倦怠、浮肿、手足麻痹等。

肝功能衰竭（警惕度☆☆）

肝脏功能出现问题，导致无法正常进行解毒代谢、合成蛋白质和脂肪、糖异生（生物体将多种非糖物质转变成葡萄糖或糖原的过程。——译者注）的疾病。常见症状有腹水、黄疸、精神错乱、困倦、肌无力、手抽筋等。

下肢静脉曲张（警惕度☆）

防止下肢静脉倒流的瓣膜功能出现障碍引起血液倒流，腿部血管因压力曲张而像肿瘤一样隆起。常见症状有腿痛、抽筋、浮肿、疲惫等。

糖尿病性神经病（警惕度☆☆）

糖尿病的一种并发症。糖尿病带来的长期持续高血糖使得手足的细小血管堵塞、受损，从而导致神经障碍。常见症状有腿麻、疼痛、感觉迟钝等。

症状出现的原因

日常生活中腿抽筋的主要原因有肌肉退化、肌肉疲劳、着凉、水分不足导致电解质平衡紊乱、药物副作用等。

尤其睡眠过程中会大量出汗，容易引起脱水、着凉，再长时间保持相同姿势，腿就会很容易抽筋。

此外，糖尿病、肾功能障碍、肝功能障碍、血管功能障碍、腰椎间盘突出症、腰椎椎管狭窄症等疾病，使得自腰延伸至腿的神经出现问题，也会导致脚抽筋。

孕期腿部血液流通不畅，也容易引发腿抽筋。

自我护理要点

水分不足是导致腿抽筋的一大原因，容易抽筋的人平常应注意摄入足量的水分。喝一些运动饮料补充电解质也十分有效。

此外，保持营养均衡的饮食习惯和适度运动的习惯也非常重要。

身体寒凉会造成肌肉血液流通不畅，从而导致腿抽筋，所以尽量不要让身体受凉。

因运动或工作原因需要长时间站立、过度用腿的人群，应定期放松腿部，不要积劳成疾。

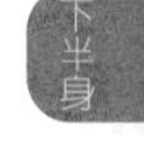

一句话处方 关爱你的身体！ 30 分钟以内的午睡可以调节自主神经。

12／腿部变黄、长斑

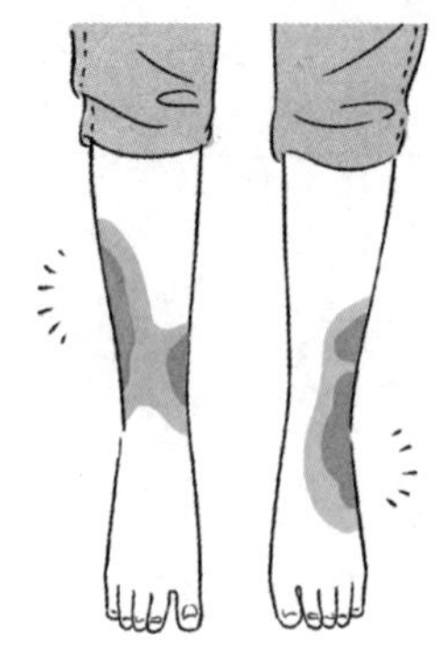

具体症状

- 腿部长出大块黄斑
- 腿部出现莫名的瘀青

可能引起此类症状的疾病

梗阻性黄疸（警惕度☆☆）

肝脏制造的流向肠道的胆汁因胆结石等堵塞，导致胆汁倒流回血液的疾病。常见症状有尿液、大便变色、黄疸等。

肝功能衰竭（警惕度☆☆）

肝脏功能出现问题，导致无法正常进行解毒代谢、合成蛋白质和脂肪、糖异生的疾病。常见症状有腹水、黄疸、精神错乱、困倦、肌无力、手抽筋等。

高胡萝卜素血症（警惕度☆）

橘子、胡萝卜等食物中含有丰富的胡萝卜素，摄入过多胡萝卜素会导致色素沉着，皮肤变黄。

急性淋巴细胞白血病（警惕度☆☆☆）

未分化或分化很差的淋巴细胞在造血组织（特别是骨髓、脾脏和淋巴结）无限增值导致的恶性血液疾病。常见症状有贫血、心悸、气短、发热、疲惫、头痛、眩晕、流鼻血、皮下出血（瘀青）、黄疸等。

症状出现的原因

皮肤变黄是黄疸的症状，主要是胆汁淤堵，其中的胆红素成分使得皮肤变色。胆汁流通不畅的原因主要有肝功能减退、胆结石等。

此外，从食物中过度摄入胡萝卜素也会使得皮肤变黄，这种情况为高胡萝卜素血症（柑皮症），外在表现和黄疸类似。

非外伤导致的瘀青主要考虑肝功能障碍、白血病等血液病。此外，常见于60岁以上老人的老年性紫癜以及常见于3~10岁儿童的过敏性紫癜等疾病也会引起此类症状。

自我护理要点

身上出现黄疸或莫名的瘀青很有可能是肝脏等体内脏器出现问题引起的。请不要放任不管，应立即就医检查。

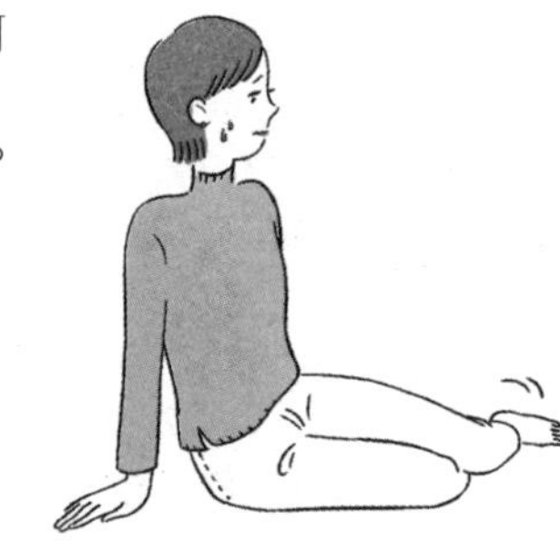

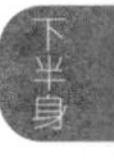

13 / 足底疼痛、痒、干燥

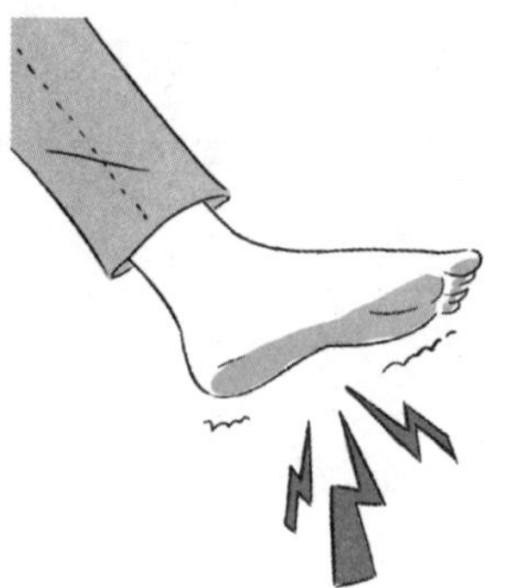

具体症状

- 走路时足底痛
- 按压时足底疼痛

可能引起此类症状的疾病

掌跖脓疱病（警惕度☆☆）

足底或手心反复起带脓水疱的疾病。初期会觉得痒，情况严重时会伴随疼痛。还会引起关节和骨头疼痛。

足底腱膜炎（警惕度☆☆）

本来应该有曲度的足弓僵硬，出现伸缩障碍的疾病。常见症状有走路时足跟或足底疼痛、足底有抽筋感、按压足底时感到疼痛等。

脚气（足癣）（警惕度☆）

皮肤癣菌寄生在足部皮肤就会造成脚气。常见症状有脚痒、皮肤变白皱皮、长水疱、皮肤变得粗糙甚至脱落等。

寻常型银屑病（警惕度☆☆）

免疫功能低下或遗传性因素等引起皮肤新陈代谢过剩的疾病。常见症状有皮肤变厚、上层角质鳞状脱落等。

症状出现的原因

步行时足弓可以起到缓冲作用。如果足弓因为肥胖或运动不足等原因僵硬，无法自如伸缩（足底腱膜炎），就会在步行时感到疼痛。

足弓有缺陷的扁平足人群会更容易患上足底腱膜炎。

此外，掌跖脓疱病等疾病也会导致足底疼痛。

如果足底粗糙干燥、非常痒，那么很可能是得了脚气。角质型脚气只会使足底粗糙干燥，不会伴随发痒的症状，更难察觉到，需要多加注意。如果有发痒症状，基本都会伴随皮肤皱皮、长水疱等症状。

自我护理要点

运动不足、体重增加等因素导致足弓出现问题，就有可能引起足底疼痛。日常生活中应注意养成运动习惯，将体重维持在正常区间。

会引起足底干燥发痒的脚气常常是因为使用了公共浴场或健身房的公用垫子感染的，如果去了有感染风险的场所，一定要在 24 小时以内把脚清洗干净。

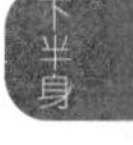

只会使足底粗糙干燥、不伴随发痒症状的角质型脚气自己很难分辨，应及时就医检查。

【专栏】

找回活力重获健康！温馨建议 ④

便秘乃百病之源

通过适度运动和饮食来缓解便秘

便秘是指三天以上不排便，或排便后感觉未排尽的状态。大便残留在肠道内会导致有害菌增加，产生有害物质。肠道起着将吸收来的营养输送到血液中的作用，所以如果持续便秘，就会导致质量差的血液流向全身，从而引起皮肤粗糙、体寒、疲劳、肥胖、免疫力低下等。

此外，肠道还会和大脑相互交换信息，如果肠道环境恶化，自主神经平衡就会被打乱，引发烦躁和抑郁。

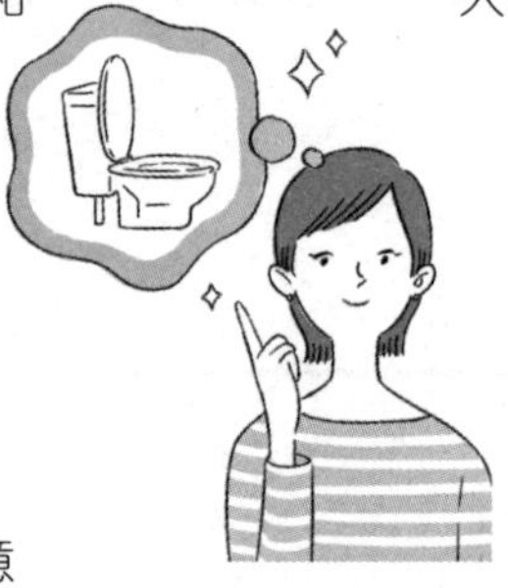

便秘的原因主要有膳食纤维、水分、脂肪摄入不足，过度节食等饮食量减少，运动不足，肌肉不足，自主神经紊乱，经常忍耐便意等。此外，肠道蠕动会在副交感神经活跃时活跃，压力等因素导致交感神经活跃时也会引起便秘。

有便秘烦恼的人应摄入足量的食物和水，尽量减少压力并保持适度运动。

有助于改善便秘的食物有常温水、适度的脂肪、膳食纤维、乳酸菌等含有有益菌的食品。补充膳食纤维时，应同时补充可以增加大便体积的不可溶性膳食纤维（谷物、叶类蔬菜、豆类、菇类、海藻等）和可以成为有益菌养料的可溶性膳食纤维（海带、裙带菜、水果、麦类等）。

第 5 章

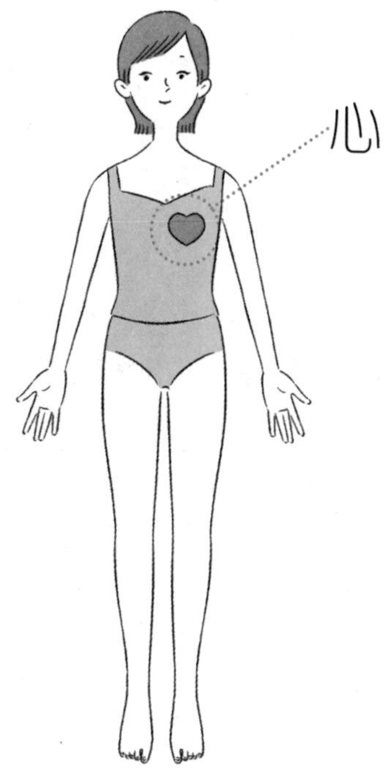

如果心理不健康，

身体也不会健康。

身心健康是相辅相成的。

要保持健康状态，必须关注心理健康。

1 / 没有干劲

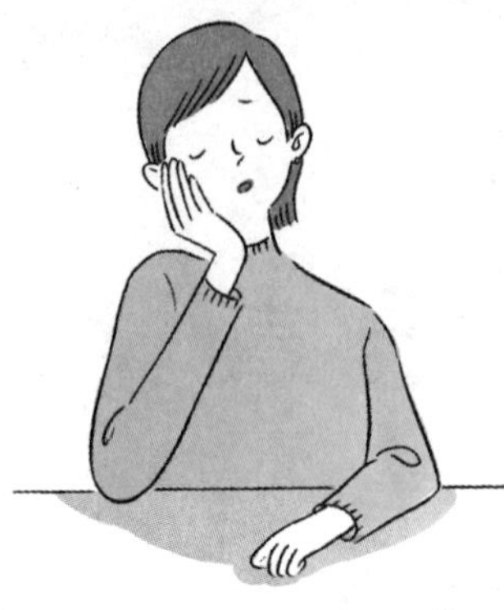

具体症状

- 对什么都提不起干劲
- 对事物提不起兴趣
- 没精神

可能引起此类症状的疾病

抑郁症（警惕度☆☆）

人际关系烦恼、与重要的人分别、疾病等原因使人心情长期陷入不安、忧郁状态。常见症状有睡眠障碍、丧失兴趣、丧失干劲、抑郁、不安、烦躁等。

自主神经功能失调（警惕度☆）

自主神经平衡发生紊乱，导致各种身心不适的疾病。常见症状有烦躁、不安、低落、丧失干劲、疲劳、心悸、无力、失眠等。

适应障碍（警惕度☆☆）

因就业、离婚、疾病等生活变化感到压力，难以适应环境变化的疾病。常见症状有抑郁、不安、焦躁、没干劲、心悸、眩晕、疲倦等。

症状出现的原因

对一切事物丧失干劲，一定是心理出现了某种问题。当伴有抑郁、不安、无力等其他症状时，可能是得了某种心理疾病。

越是认真、有责任感、正义感强、完美主义的人，就越容易患抑郁症。有这种性格倾向的人如果碰上巨大的压力，就会产生各种心理疾病。

会引起此类症状的心理疾病除了抑郁症还有适应障碍。此外，自主神经平衡遭到破坏的自主神经功能失调也会导致这些症状。

自我护理要点

日常生活中应尽量注意不要给身心增加负担，不要积蓄压力，不要勉强自己。如果有了压力和烦恼，可以多向家人和朋友倾诉，不要一个人消化。

如果感觉到自己的心理健康出现问题，请不要自行忍耐，及时就医咨询。

此外，不规律的生活和慢性压力、过劳、饮食不规律、睡眠不足导致自主神经平衡遭到破坏，也会产生疲劳、无力、低落、没有干劲等类似抑郁症的症状。日常生活中应养成良好的生活习惯，不要忘记适度运动。

一句话处方 关爱你的身体！ 对身体最好的睡眠时长是 7 小时。

2 / 莫名不安、恐惧

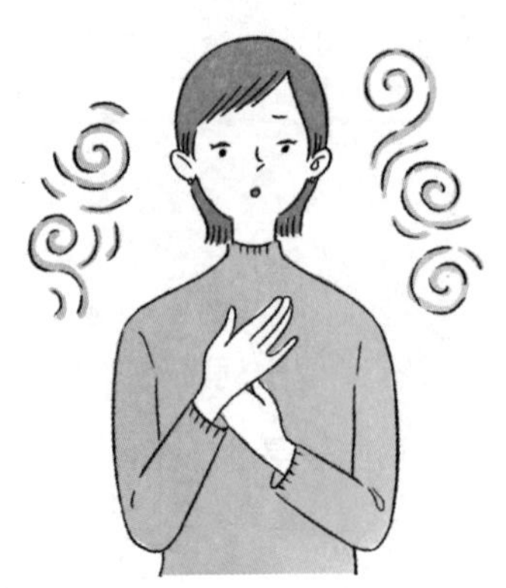

具体症状

- 莫名不安
- 对特定情景感到强烈恐惧
- 突然感到强烈不安，陷入恐慌
- 很害怕见人

可能引起此类症状的疾病

广泛性焦虑症（警惕度☆☆）

对于未来的各种事情抱以毫无根据的最差预想并因此不安的疾病。常见症状有持续性不安、过敏、烦躁、紧张、注意力下降、头痛、心悸、呼吸困难、颤抖等。

恐惧症（警惕度☆☆）

对某些场景、物品等感到恐惧的疾病。会因赤面恐惧症、畸形恐惧症、臭汗恐惧症等害怕见人，还可能有恐高、怕黑、害怕尖锐物体等症状。

抑郁症（警惕度☆☆）

人际关系烦恼、与重要的人分别、疾病等原因使得心情长期陷入不安、忧郁状态。常见症状有睡眠障碍、丧失兴趣、丧失干劲、抑郁、不安、烦躁等。

惊恐障碍（警惕度☆☆）

毫无原因地忽然感到强烈惊恐的疾病。常见症状有怕死、心悸、呼吸困难、眩晕、发汗、自主神经功能失调等，逐渐会连出门也感到害怕。

症状出现的原因

不安是指没有明确对象，莫名感到不安稳的一种情绪。而恐惧是指对某些明确对象有强烈警戒感或感到害怕的情绪。

惊恐障碍是毫无理由地忽然感到强烈不安，恐惧症则是对特定的对象或事情感到恐惧，会因赤面恐惧症、畸形恐惧症、臭汗恐惧症等害怕见人，还可能有恐高、怕黑、害怕尖锐物体等症状。

此外，对新环境无法适应而感到强烈不安或恐惧的适应障碍也有可能导致此类症状。

自我护理要点

不安是每个人都会有的情绪，因此很难明确地区分什么情况属于疾病。

毫无理由地长期持续感到强烈不安或恐惧，对日常生活产生影响，或是过于恐惧导致害怕见人或外出，则有可能是得了某种心理疾病。请不要自行忍耐，一定要及时去精神科或心理内科就医咨询。

此外，创伤后应激障碍（PTSD）等因为某些事情而不知不觉间留下心理阴影后，也可能会莫名感到不安或恐惧。这种情况一定不要想着自行解决，尽快就医咨询，尽早开始治疗为好。

一句话处方 关爱你的身体！ 失眠时可以试试躺在床上做腹式呼吸。

3／情绪抑郁

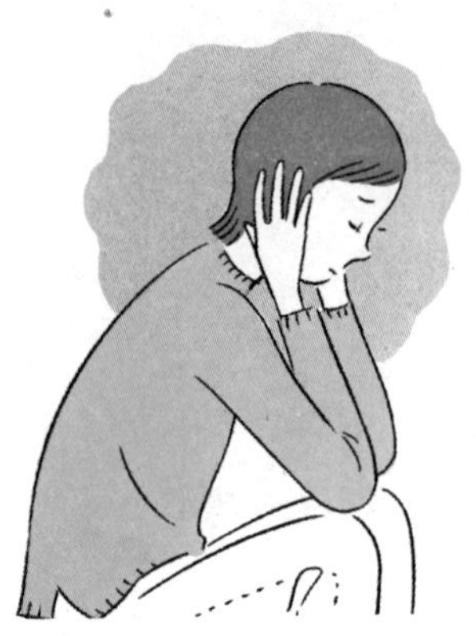

具体症状

- 总是情绪低落
- 一到早上或傍晚就感到情绪低落
- 与人见面后就感到忧郁

可能引起此类症状的疾病

抑郁症（警惕度☆☆）

人际关系烦恼、与重要的人分别、疾病等原因使得心情长期陷入不安、忧郁状态。常见症状有睡眠障碍、丧失兴趣、丧失干劲、抑郁、不安、烦躁等。

人格障碍（警惕度☆）

行动或认知尺度明显和常人不同，导致对社会生活产生障碍的疾病。常见症状有情绪不安、行动冲动、心理空虚、抑郁、自残、过度依赖身边人等。

非典型抑郁症（警惕度☆☆）

一种不具备典型症状的抑郁症。常出现情绪起伏激烈、高兴时精神就好、暴食、暴睡、烦躁、傍晚和晚上容易抑郁等和传统抑郁症完全相反的症状。

广泛性焦虑症（警惕度☆☆）

对于未来的各种事情抱以毫无根据的最差预想并因此不安的疾病。常见症状有持续性不安、过敏、烦躁、紧张、注意力下降、头痛、心悸、呼吸困难、颤抖等。

症状出现的原因

忧郁、没有干劲、思考能力、注意力下降等状态被称作抑郁。任何人都有可能暂时性抑郁，这种情况并非疾病。

抑郁状态可能是一些事带来的压力，或是药物、酒精等引起的。

但是，如果长期持续性抑郁，就会给身心带来很大的负担，从而患上抑郁症。具体表现为没有明确原因地长期抑郁、觉得活着没意思、不愿意动，甚至会有轻生倾向。抑郁症状常见于很多种类的心理疾病。

此外，慢性疲劳综合征的症状也和抑郁症很像，经常会被搞混。

自我护理要点

大脑内的血清素可以使人感到幸福，缺乏血清素也会引起抑郁症。容易抑郁的人应该多晒太阳、多运动、多有意识地笑，这样可以增加血清素的分泌。

此外，亲朋好友之间轻柔地进行互相按摩，也可以增加血清素的分泌。

抑郁症或其他心理疾病一定要找医生进行正规治疗，如果感到不安，应该及时就医检查，不要自行忍耐，多找关系亲近的人倾诉也很重要。

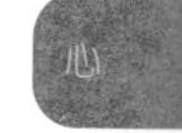

一句话处方 关爱你的身体！ 多酚可以让血管更年轻。
红酒、绿茶、可可含量高的巧克力都富含多酚。

4 / 害怕见人

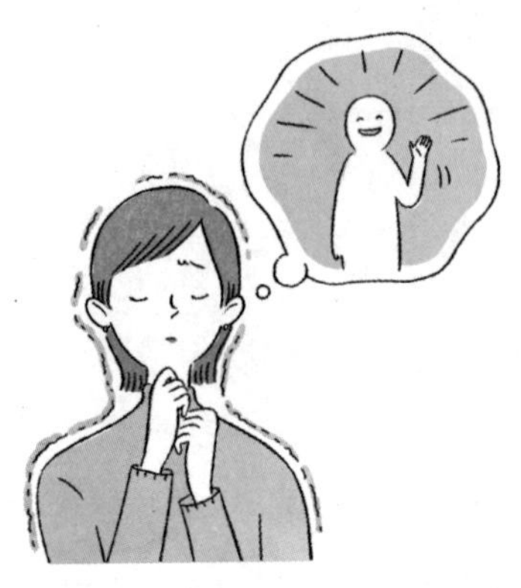

具体症状

- 害怕和人说话
- 觉得与人见面很痛苦

可能引起此类症状的疾病

恐惧症（警惕度☆☆）

对某些场景、物品等感到恐惧的疾病。会因赤面恐惧症、畸形恐惧症、臭汗恐惧症等害怕见人，还可能有恐高、怕黑、害怕尖锐物体等症状。

社交焦虑障碍（社交恐惧症）（警惕度☆）

恐惧症的一种。患者害怕被人关注，害怕接触他人，或为此感到非常痛苦，因此抗拒去公司上班或去学校上学，抗拒出门，难以参与社会生活，还可能并发抑郁症状。

症状出现的原因

本就性格神经质、胆小的人更容易对各种事物感到压力，也就更容易患上社交焦虑障碍（社交恐惧症）。

有赤面恐惧症、畸形恐惧症、臭汗恐惧症等症状的人，可能逐渐对害怕的事情更加害怕，最终变成社交恐惧症。

以外，还有可能因为不擅长交流发展成社交恐惧。

除了这种社交恐惧以外，无法逃避的环境、恐高、幽闭恐惧症、动物恐惧症、尖锐物体恐惧症等也会引起此类症状。

自我护理要点

任何人都可能会对出头露面或与初次见面的人接触感到焦虑或恐惧。

但是，如果过度感到恐惧、紧张或痛苦就会对社会生活产生阻碍。这种焦虑症状加重后甚至可能会对外出这件事都感到痛苦。

这些症状很难自己消除，需要就医治疗。

如果自己强行忍耐痛苦，会给身心增添负担，有可能引发抑郁症或病情恶化，应多加注意。

5 / 感觉周围的人讨厌自己

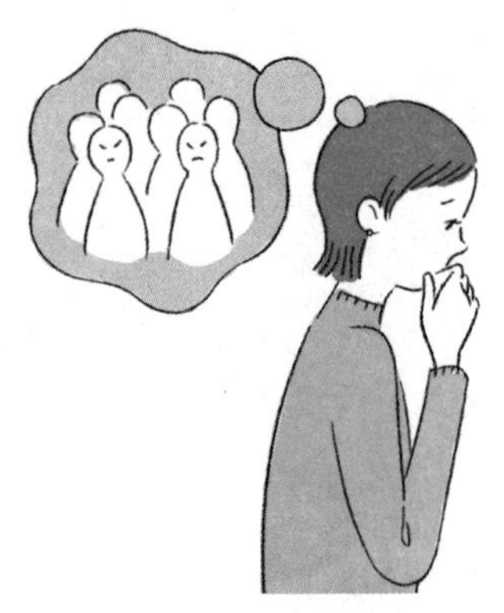

具体症状

- 觉得所有人都在说自己坏话
- 觉得自己很臭很惹人嫌
- 觉得自己很丑很惹人嫌
- 觉得别人的视线很冷淡

可能引起此类症状的疾病

恐惧症（警惕度☆☆）

对某些场景、物品等感到恐惧的疾病。会因赤面恐惧症、畸形恐惧症、臭汗恐惧症等害怕见人，还可能有恐高、怕黑、害怕尖锐物体等症状。

社交焦虑障碍（社交恐惧症）（警惕度☆）

恐怖性焦虑障碍的一种。害怕被人关注，害怕接触他人，或为此感到非常痛苦。抗拒去公司上班或去学校上学，抗拒出门，难以参与社会生活，还可能并发抑郁症状。

精神分裂症（警惕度☆☆）

大脑皮质出现问题，引起语言混乱、被害妄想、夸大妄想等症状。会出现幻听，觉得周围人在讲自己的八卦、坏话或在命令自己。

症状出现的原因

任何人都有可能陷入无法控制的消极思考中。有的人消极倾向会比较强。

但是，如果毫无理由地觉得所有人都讨厌自己，背后说自己坏话，有一些被害妄想症状的话，就有可能是心理疾病导致的。

这类被害妄想症状常见于精神分裂症。

此外，畸形恐惧、臭汗恐惧等也会引起被害妄想，陷入自认为周围人在说自己坏话的臆想之中。

自我护理要点

没有实际听到别人说自己的坏话，却有这种焦虑，很可能是得了某种心理疾病。此外，如果觉得别人的视线很冷淡，或者明明别人没有贬低过自己的某些特征（如容貌、体味等），却觉得别人嫌弃自己的一些特征，就有可能是恐惧症、社交焦虑障碍（社交恐惧症）等导致的。请不要自行忍耐，及时就医咨询。

精神分裂症的常见症状是明明没有听到别人说自己坏话，却幻听觉得别人在谈论自己或讲自己的坏话。如果感到不安，可以像家人或朋友倾诉自己的想法。

另外，周围人也应该多给予支持，鼓励患者及时就医咨询。

6 / 不想外出

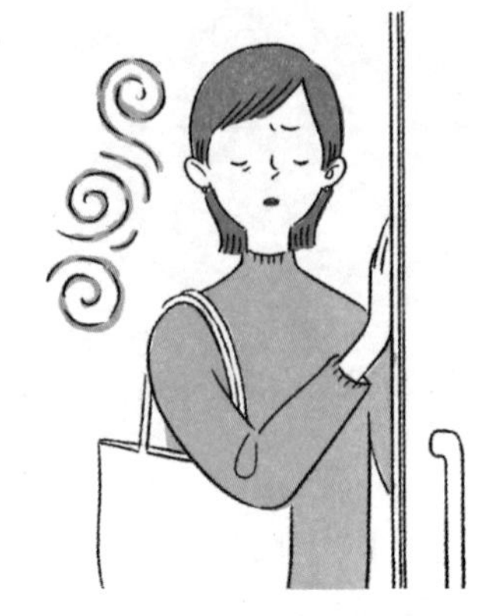

具体症状

- 觉得外出很麻烦
- 害怕外出
- 对什么都提不起干劲

可能引起此类症状的疾病

恐惧症（警惕度☆☆）

对各种对象或事情感到恐惧的疾病。会因赤面恐惧症、畸形恐惧症、臭汗恐惧症等害怕见人，还可能有恐高、怕黑、害怕尖锐物体等症状。

惊恐障碍（警惕度☆☆）

毫无原因地忽然感到强烈惊恐的疾病。常见症状有怕死、心悸、呼吸困难、眩晕、发汗、自主神经功能失调等，逐渐会连出门也感到害怕。

抑郁症（警惕度☆☆）

人际关系烦恼、与重要的人分别、疾病等原因使得心情长期陷入不安、忧郁状态。常见症状有睡眠障碍、丧失兴趣、丧失干劲、抑郁、不安、烦躁等。

症状出现的原因

任何人都会有不想外出、没有干劲的时候。

如果伴有忧郁、没干劲、思考能力和注意力下降等症状，就属于抑郁状态。健康的人也有可能暂时性抑郁，短暂的抑郁并不算疾病。

但是，如果长期持续性抑郁，就会给身心带来很大的负担，从而患上抑郁症。症状表现为没有明确原因地长期抑郁、觉得活着没意思、不愿意动等。情况严重时甚至会有自杀倾向。

此外，如果社交焦虑障碍（社交恐惧症）、恐惧症等发作，有可能会连外出也感到害怕。

自我护理要点

对所有事物丧失干劲、不愿意外出的状态长期持续，并伴有抑郁、不安等症状，有可能是患了抑郁症，应及时就医治疗。

如果有类似社交焦虑障碍（社交恐惧症）等对特定的事物或情况感到强烈恐惧，对外出感到非常痛苦的症状，则有可能是恐惧症或惊恐障碍等疾病。

在感到轻微痛苦时就要及时就医，不要自行忍耐。

7 / 情绪起伏大

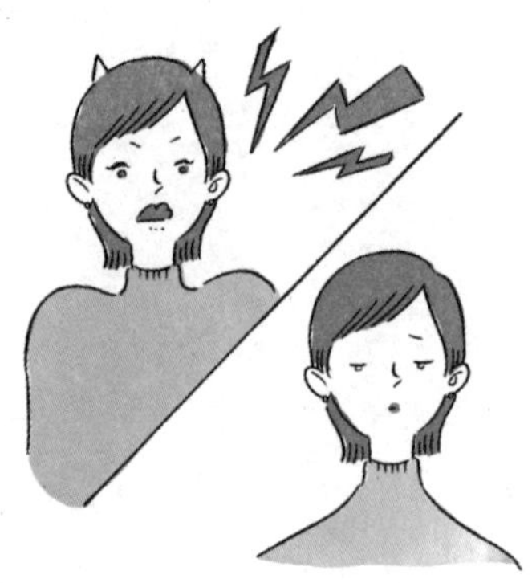

具体症状

- 忽然感到心情非常焦虑低落
- 心情高昂时觉得自己有无穷的力量
- 心情抑郁和高昂状态交替发生

可能引起此类症状的疾病

非典型抑郁症（警惕度☆☆）

一种不具备典型症状的抑郁症。常出现情绪起伏激烈、高兴时精神就好、暴食、暴睡、烦躁、傍晚和晚上容易抑郁等和传统抑郁症完全相反的症状。

双相障碍（躁郁症）（警惕度☆☆）

心情高昂的躁狂状态和抑郁状态反复交替发生的疾病。躁狂状态持续几个月后就会陷入抑郁状态。躁狂状态下会非常自信，有夸大妄想。自尊心非常强，会因为一些小事激动。

症状出现的原因

我们常说有的人情绪多变、喜怒无常，其实任何人都会有情绪起伏，不过有的人起伏变化的程度比较强烈。

如果因此在参与社会生活过程中产生交流障碍，或自己感觉非常痛苦，则有可能是患了抑郁症或双相障碍（躁郁症）等疾病。

特别是双相障碍，患者可能会从抑郁状态忽然转变成躁狂状态，心情高昂数月，然后又回到抑郁状态。

躁狂状态时干劲高涨，心情也会很好，所以很难察觉到自己生病了，反复一段时间后发作时间就有可能变短，无症状的时间也可能变短。

自我护理要点

如果对社会生活造成影响，或自己感觉非常痛苦，就有可能是患了抑郁症或双相障碍（躁郁症）等疾病。

抑郁症发作后是很难自己克服的。因此哪怕只觉察到一丁点征兆，也应该马上就医咨询，不要忌讳。

此外，患上双相障碍后一定要接受医生的专业治疗，否则症状会逐渐恶化，最后可能对社会生活造成影响。

很多时候患者即使觉得痛苦也不愿意接受治疗，这时亲朋好友应该多鼓励支持患者接受治疗，这点非常重要。

一句话处方 关爱你的身体！ 抑郁的时候应该多吃富含色氨酸的大豆，色氨酸可以制造血清素，而血清素是可以让人感到幸福的激素。

8 / 感到烦躁

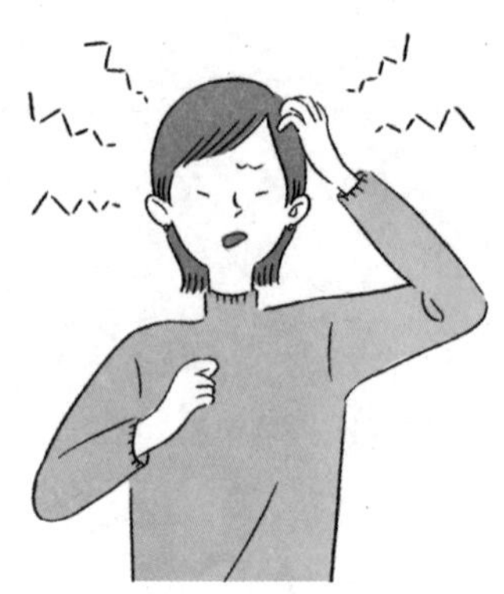

具体症状

- 事情发展不如意就会觉得不快
- 毫无理由地感到愤怒
- 因为一些小事而非常不快

可能引起此类症状的疾病

抑郁症（警惕度☆☆）

人际关系烦恼、与重要的人分别、疾病等原因使得心情长期陷入不安、忧郁状态。常见症状有睡眠障碍、丧失兴趣、丧失干劲、抑郁、不安、烦躁等。

广泛性焦虑症（警惕度☆☆）

对于未来的各种事情抱以毫无根据的最差预想并因此不安的疾病。常见症状有持续性不安、过敏、烦躁、紧张、注意力下降、头痛、心悸、呼吸困难、颤抖等。

自主神经功能失调（警惕度☆）

自主神经平衡遭到破坏，导致各种身心不适的疾病。常见症状有烦躁、不安、低落、丧失干劲、疲劳、心悸、无力、失眠等。

症状出现的原因

烦躁是指事情没有如愿发展而心生不快的感觉。如果因为过大的压力而心理敏感，就会更容易感到烦躁，这种情况任何人都有可能发生，虽然和每个人本来的性格也有关系，不过只要是短暂性的烦躁，基本上都不算大问题。

不过，如果出现总是因为一些小事而频繁烦躁，或烦躁程度非常强烈、毫无理由地烦躁等情况，就有可能是出现了一些心理问题。

此外，除烦躁外，如果还伴有焦虑、抑郁、心悸、气短、失眠、失落、没有干劲等症状，有可能是患了某种心理疾病。

很多心理疾病都会有烦躁的症状。

自我护理要点

短暂性的烦躁不是大问题，应该尽量减轻压力，让身心放松，充分休息。

如果因为一些小事而频繁烦躁，或烦躁程度非常强烈、毫无理由地烦躁，并伴有其他症状，应及时就医。

不规律的生活习惯和慢性压力、过劳、不规律饮食、睡眠不足等因素导致自主神经平衡遭到破坏，也会让人容易因为一些小事而烦躁。应注意保持健康的生活习惯，调整好自主神经平衡。

一句话处方 关爱你的身体！ 没有时间吃早餐时，可以吃两个煮鸡蛋补充营养（蛋白质）。

9 / 情绪异常敏感

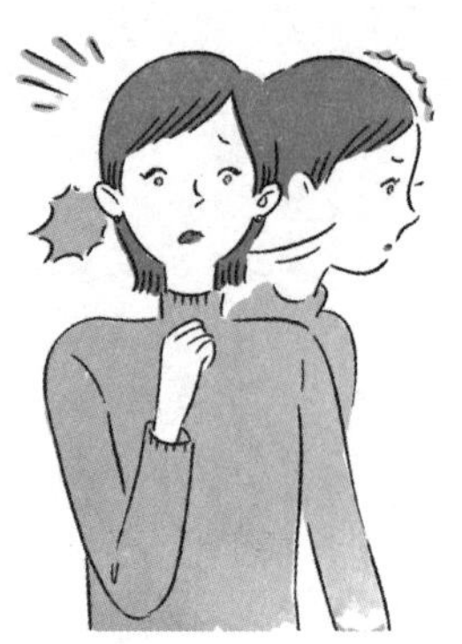

具体症状

- 很在意周围的声音、气味和光线
- 很在意别人的言行和感情
- 很在意周围人的目光

可能引起此类症状的疾病

广泛性焦虑症（警惕度☆☆）

对于未来的各种事情抱以毫无根据的最差预想并因此不安的疾病。常见症状有持续性不安、过敏、烦躁、紧张、注意力下降、头痛、心悸、呼吸困难、颤抖等。

适应障碍（警惕度☆☆）

因就业、离婚、疾病等生活变化感到压力，难以适应环境变化的疾病。常见症状有抑郁、不安、焦躁、没干劲、心悸、眩晕、疲倦等。

创伤后应激障碍（PTSD）（警惕度☆☆）

因事故、灾难等受到精神创伤，会在出事后半年以内发作，常见症状有反复体验恐惧或负面情绪、惊慌、神经过敏、警戒心强等。

孤独症谱系障碍（ASD）（警惕度☆）

大脑掌管感情和认知的部分出现障碍的疾病。常见症状有无法正常进行社会交流、兴趣范围偏向性强、过于敏感、过于迟钝等。

症状出现的原因

焦虑、恐惧、过大的压力导致自主神经紊乱、交感神经活跃时，就可能会出现神经敏感或感觉敏感的症状。

据称，20% 的日本人属于高敏感型人群（Highly Sensitive Person）。这种人情绪非常敏感，容易因此而疲惫，所思所想比较复杂，会想很多后才行动，也非常容易对他人产生共情，容易被人牵着鼻子走，经常会觉得活着很累，但这种情况并非疾病。

会引起过度敏感症状的疾病有广泛性焦虑症、适应障碍、创伤后应激障碍（PTSD）、孤独症谱系障碍（ASD）等。

自我护理要点

压力过大、焦虑、恐惧等因素导致交感神经活跃时，五感就会容易变得敏感。

这种情况下，首先要放松身心，尽量消除导致压力和焦虑的原因。用腹式呼吸温暖身体、按摩、冥想等方法都能有效帮助副交感神经活跃。

如果除了五感敏感症状以外，还伴有对他人的言行、感情、目光过度在意，对社会生活感到痛苦等症状，有可能是心理疾病导致的，请不要自己克服，一定要就医咨询。

一句话处方 关爱你的身体！ 内脏和手足冰凉就容易让心情变得敏感，引发焦虑。

10 / 容易兴奋

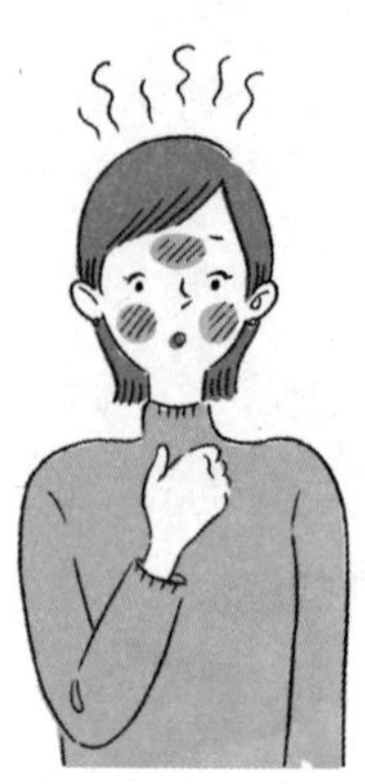

具体症状

- 忽然心情高昂而冲动行动
- 忽然非常兴奋
- 大叫大闹

可能引起此类症状的疾病

精神分裂症（警惕度☆☆）

大脑皮质出现问题，引起语言混乱、被害妄想、夸大妄想等症状。会出现幻听，觉得周围人在讲自己的八卦、坏话或在命令自己。

双相障碍（躁郁症）（警惕度☆☆）

心情高昂的躁狂状态和抑郁状态反复交替发生的疾病。躁狂状态持续几个月后就会陷入抑郁状态。躁狂状态下会非常自信，有夸大妄想。自尊心非常强，会因为一些小事激动。

症状出现的原因

兴奋症状常见于双相障碍（躁郁症）、精神分裂症等疾病。

双相障碍中，进入躁狂状态就会忽然恢复精神，认为自己能做到任何事，从而情绪高昂，会因为兴奋而冲动行动。

精神分裂症中，度过前驱期（失眠、对声音敏感）进入急性期（焦虑、紧张感增强，出现幻觉、妄想，言行混乱）后，就会有大叫大闹等兴奋症状。

自我护理要点

如果出现不受自身控制的兴奋状态，就有可能是患了心理疾病。

双相障碍、精神分裂症等疾病除了兴奋状态外，还会有幻觉、妄想等很多会让患者感到痛苦的症状，一定不要自行忍耐，及时就医检查非常重要。

此外，如果周围的人发觉了异常，一定要多帮助支持患者，劝导患者就医接受检查治疗。

11 / 忽然流泪、流泪不止

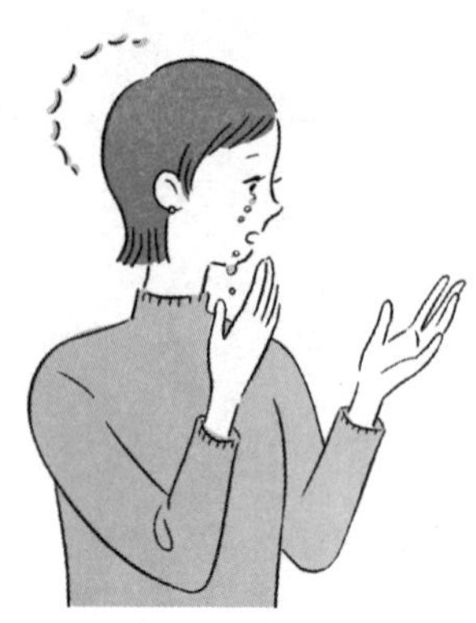

具体症状

- 毫无理由地流泪
- 因为一些小事而哭泣

可能引起此类症状的疾病

广泛性焦虑症（警惕度☆☆）

对于未来的各种事情抱以毫无根据的最差预想并因此不安的疾病。常见症状有持续性不安、过敏、烦躁、紧张、注意力下降、头痛、心悸、呼吸困难、颤抖等。

抑郁症（警惕度☆☆）

人际关系烦恼、与重要的人分别、疾病等原因使得心情长期陷入不安、忧郁状态。常见症状有睡眠障碍、丧失兴趣、丧失干劲、抑郁、不安、烦躁等。

人格障碍（警惕度☆）

行动或认知尺度明显和常人不同，导致对社会生活产生障碍的疾病。常见症状有情绪不安、行动冲动、心理空虚、抑郁、自残、过度依赖身边人等。

创伤后应激障碍（PTSD）（警惕度☆☆）

因事故、灾难等受到精神创伤，会在出事后半年以内发作，常见症状有反复体验恐惧或负面情绪、惊慌、神经过敏、警戒心强等。

症状出现的原因

忽然哭泣或感到悲伤是情绪不稳定导致的。

生活不规律、压力过大的生活会导致自主神经平衡慢性失调，从而引起情绪不稳定。

如果情绪不稳定状态长期持续，乃至影响到日常生活，可能是患了抑郁症、广泛性焦虑症、双相障碍（躁郁症）、精神分裂症、人格障碍等心理疾病。

自我护理要点

情绪不稳定时，交感神经也一定非常活跃，用深呼吸（腹式呼吸）来让副交感神经活跃起来，放松身心，可以起到一定效果。

此外，调整好自主神经平衡非常重要。

如果完全无法控制自己的情绪，有可能是心理疾病导致的。

感到痛苦时不要自己克服，及时就医咨询为好。

一句话处方 关爱你的身体！ 头痛时沐浴，只洗淋浴就好，因为泡澡会促进血液循环，从而加重头痛症状。

【专 栏】

找回活力重获健康！温馨建议 ⑤

如何摆脱消极情绪？

不仅要从心理上努力，还要从身体上努力

大家在陷入消极情绪时会怎么做？身体心理学研究表明，“脑”会受到“心”的影响，而“心”会受到“身体”的影响。也就是说，心感受到的情绪是很难通过大脑思考来消解的。所以要想摆脱消极情绪，应该从“身体”入手。

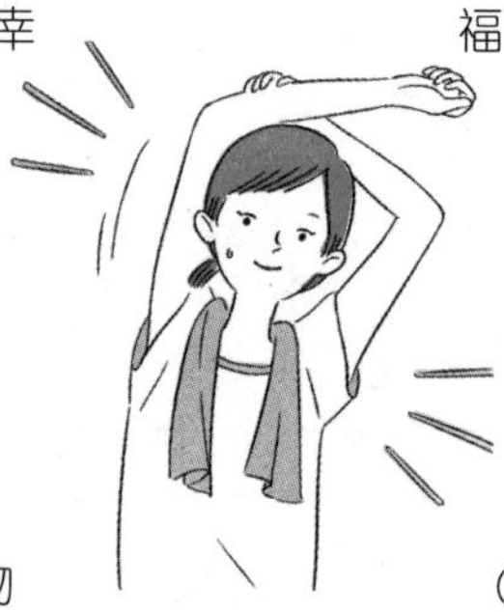

血清素被称为“幸福激素”，而运动、日光浴都可以促进血清素分泌。95% 的血清素是肠道分泌的，消除便秘，多摄入发酵食品调整好肠道环境也很重要。

此外，多摄入富含血清素的原料——色氨酸的食物（大豆食品、鱼、肉、乳制品、芋头、猕猴桃、香蕉等），也有助于促进血清素分泌。同时多摄入碳水化合物和维生素 B_6，可以进一步提高转换效率。

催产素被称为治愈激素，做催产素按摩有助于促进催产素分泌。前臂和面部等部位存在一种 C 神经纤维，以每秒 5cm 的速度进行轻柔抚摸就能激活它，缓慢抚摸肌肤进行按摩，可以让副交感神经活跃起来，促进幸福激素催产素分泌。

陷入消极思考时，可以通过早晨散步、适度运动、催产素按摩、多吃可以促进血清素分泌的食物来增加大脑的幸福感。

疾病索引

参考文献、网站

《消除疲劳大百科》工藤孝文 著 / WANIBOOKS

《远离疾病大百科》工藤孝文 著 / WANIBOOKS

《保健词典 医生传授的女性正确调理方法大全》健康护理大学 著、工藤孝文等 编 / 宝岛社

《女性 40 岁后感到身体不适时应该读的书》木村容子 著 /静山社文库

《疾病及症状查询宝典》和田高士 著 / 日本文艺社

公益财团法人日本口腔外科学会“口腔外科咨询室”

https://www.jsoms.or.jp/public/soudan/kouku/kuroku/

公益财团法人日本整形外科学会“肩膀僵硬”

https://www.joa.or.jp/public/sick/condition/stiffed_neck.html

日本临床外科学会“吐血、便血是什么？”

http://ringe.jp/civic/toketsu_geketsu/toketsu_geketsu_01.html

独立行政法人医药品医疗机器综合机构“周围神经障碍”

https://www.pmda.go.jp/fi les/000145962.pdf

等